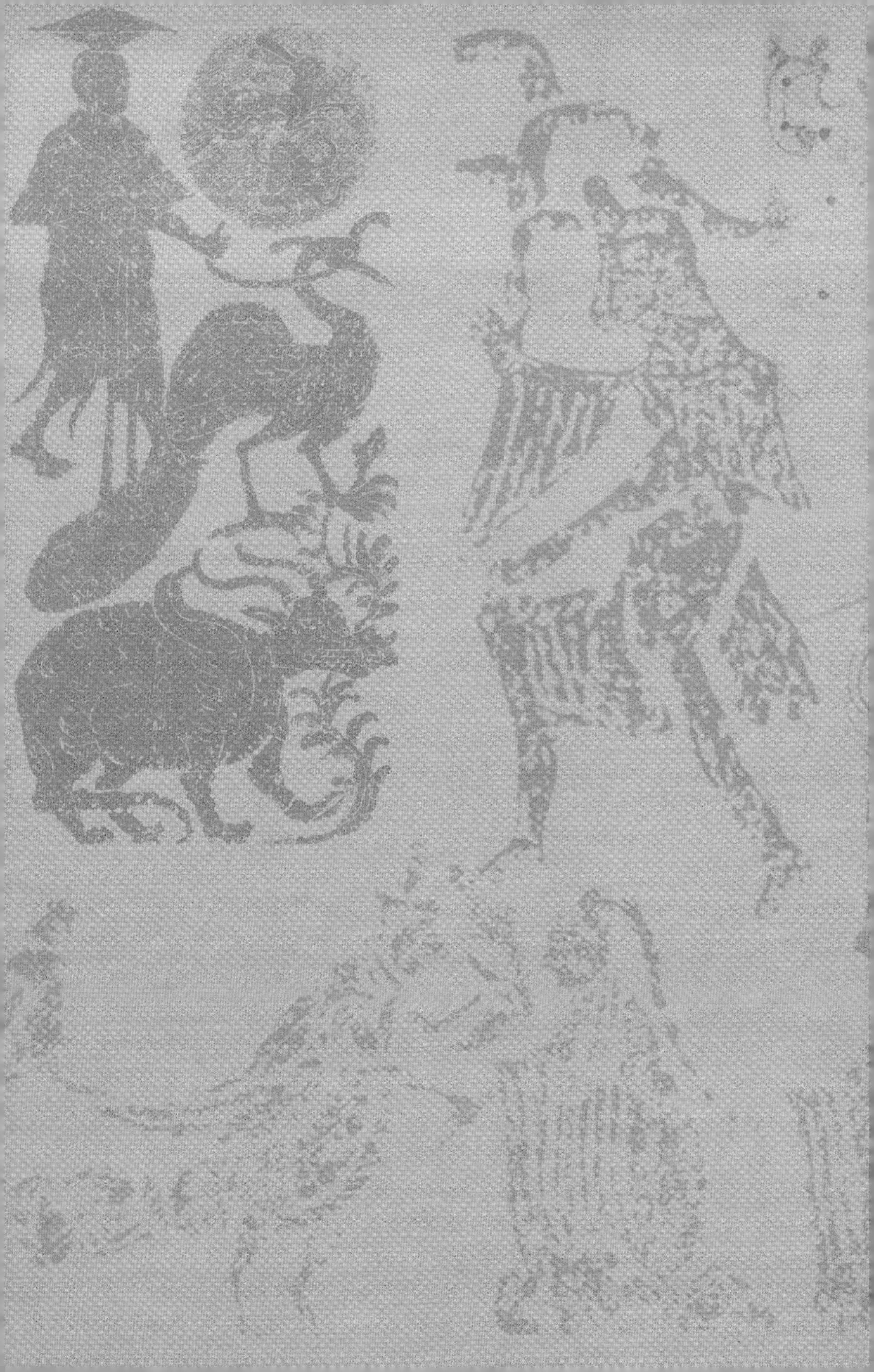

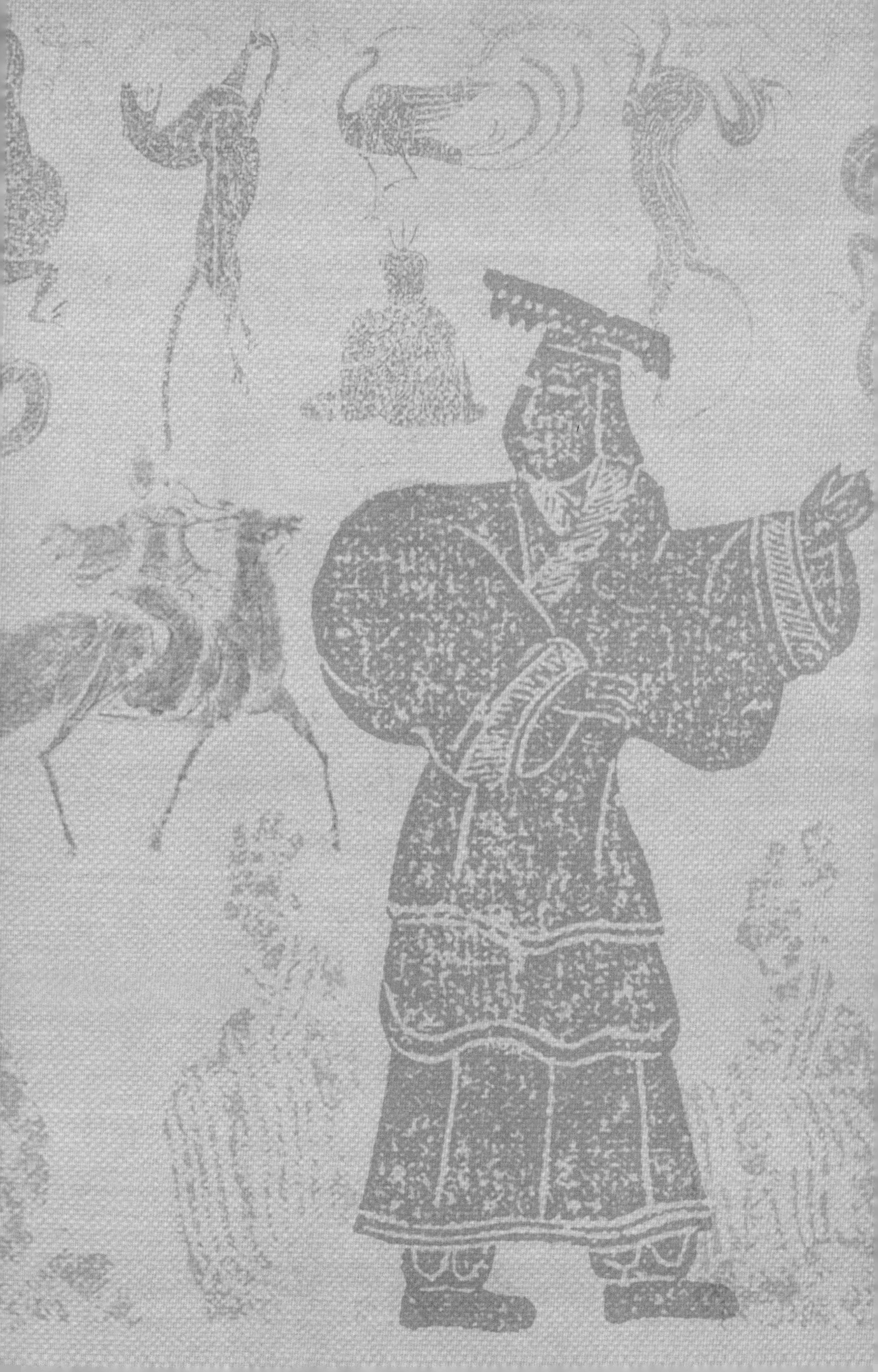

中国古医籍整理丛书

慎斋遗书

明·周之干　著

熊　俊　校注

中国中医药出版社
·北　京·

图书在版编目（CIP）数据

慎斋遗书 /（明）周之干著；熊俊校注. —北京：中国中医药出版社，2016.11（2025.11 重印）

（中国古医籍整理丛书）

ISBN 978-7-5132-3507-5

Ⅰ.①慎…　Ⅱ.①周…②熊…　Ⅲ.①中国医药学－中国－明代　Ⅳ.①R2-52

中国版本图书馆 CIP 数据核字（2016）第 155001 号

中国中医药出版社出版

北京经济技术开发区科创十三街 31 号院二区 8 号楼

邮政编码　100176

传真　010-64405721

北京盛通印刷股份有限公司印刷

各地新华书店经销

开本 710 × 1000　1/16　印张 18　字数 133 千字

2016 年 11 月第 1 版　2025 年 11 月第 4 次印刷

书号　ISBN 978-7-5132-3507-5

定价　55.00 元

网址　www.cptcm.com

服务热线　010-64405510

购书热线　010-89535836

维权打假　010-64405753

微信服务号　zgzyycbs

微商城网址　https://kdt.im/LIdUGr

官方微博　http://e.weibo.com/cptcm

天猫旗舰店网址　https://zgzyycbs.tmall.com

如有印装质量问题请与本社出版部联系（010-64405510）

国家中医药管理局
中医药古籍保护与利用能力建设项目
组织工作委员会

主 任 委 员 王国强

副主任委员 王志勇 李大宁

执行主任委员 曹洪欣 苏钢强 王国辰 欧阳兵

执行副主任委员 李 昱 武 东 李秀明 张成博

委 员

各省市项目组分管领导和主要专家

（山东省）武继彪 欧阳兵 张成博 贾青顺

（江苏省）吴勉华 周仲瑛 段金廒 胡 烈

（上海市）张怀琼 季 光 严世芸 段逸山

（福建省）阮诗玮 陈立典 李灿东 纪立金

（浙江省）徐伟伟 范永升 柴可群 盛增秀

（陕西省）黄立勋 呼 燕 魏少阳 苏荣彪

（河南省）夏祖昌 刘文第 韩新峰 许敬生

（辽宁省）杨关林 康廷国 石 岩 李德新

（四川省）杨殿兴 梁繁荣 余曙光 张 毅

各项目组负责人

王振国（山东省） 王旭东（江苏省） 张如青（上海市）

李灿东（福建省） 陈勇毅（浙江省） 焦振廉（陕西省）

蔡永敏（河南省） 鞠宝兆（辽宁省） 和中浚（四川省）

项目专家组

顾　问　马继兴　张灿玾　李经纬

组　长　余瀛鳌

成　员　李致忠　钱超尘　段逸山　严世芸　鲁兆麟
郑金生　林端宜　欧阳兵　高文柱　柳长华
王振国　王旭东　崔　蒙　严季澜　黄龙祥
陈勇毅　张志清

项目办公室（组织工作委员会办公室）

主　任　王振国　王思成

副主任　王振宇　刘群峰　陈榕虎　杨振宁　朱毓梅
刘更生　华中健

成　员　陈丽娜　邱　岳　王　庆　王　鹏　王春燕
郭瑞华　宋咏梅　周　扬　范　磊　张永泰
罗海鹰　王　爽　王　捷　贺晓路　熊智波

秘　书　张丰聪

前 言

中医药古籍是传承中华优秀文化的重要载体，也是中医学传承数千年的知识宝库，凝聚着中华民族特有的精神价值、思维方法、生命理论和医疗经验，不仅对于传承中医学术具有重要的历史价值，更是现代中医药科技创新和学术进步的源头和根基。保护和利用好中医药古籍，是弘扬中国优秀传统文化、传承中医学术的必由之路，事关中医药事业发展全局。

1949 年以来，在政府的大力支持和推动下，开展了系统的中医药古籍整理研究。1958 年，国务院科学规划委员会古籍整理出版规划小组在北京成立，负责指导全国的古籍整理出版工作。1982 年，国务院古籍整理出版规划小组召开全国古籍整理出版规划会议，制定了《古籍整理出版规划（1982—1990）》，卫生部先后下达了两批 200 余种中医古籍整理任务，掀起了中医古籍整理研究的新高潮，对中医文化与学术的弘扬、传承和发展，发挥了极其重要的作用，产生了不可估量的深远影响。

2007 年《国务院办公厅关于进一步加强古籍保护工作的意见》明确提出进一步加强古籍整理、出版和研究利用，以及

"保护为主、抢救第一、合理利用、加强管理"的方针。2009年《国务院关于扶持和促进中医药事业发展的若干意见》指出，要"开展中医药古籍普查登记，建立综合信息数据库和珍贵古籍名录，加强整理、出版、研究和利用"。《中医药创新发展规划纲要（2006—2020）》强调继承与创新并重，推动中医药传承与创新发展。

2003~2010年，国家财政多次立项支持中国中医科学院开展针对性中医药古籍抢救保护工作，在中国中医科学院图书馆设立全国唯一的行业古籍保护中心，影印抢救濒危珍本、孤本中医古籍1640余种；整理发布《中国中医古籍总目》；遴选351种孤本收入《中医古籍孤本大全》影印出版；开展了海外中医古籍目录调研和孤本回归工作，收集了11个国家和2个地区137个图书馆的240余种书目，基本摸清流失海外的中医古籍现状，确定国内失传的中医药古籍共有220种，复制出版海外所藏中医药古籍133种。2010年，国家财政部、国家中医药管理局设立"中医药古籍保护与利用能力建设项目"，资助整理400余种中医药古籍，并着眼于加强中医药古籍保护和研究机构建设，培养中医古籍整理研究的后备人才，全面提高中医药古籍保护与利用能力。

在此，国家中医药管理局成立了中医药古籍保护和利用专家组和项目办公室，专家组负责项目指导、咨询、质量把关，项目办公室负责实施过程的统筹协调。专家组成员对古籍整理研究具有丰富的经验，有的专家从事古籍整理研究长达70余年，深知中医药古籍整理研究的重要性、艰巨性与复杂性，履行职责认真务实。专家组从书目确定、版本选择、点校、注释等各方面，为项目实施提供了强有力的专业指导。老一辈专家的学术水平和智慧，是项目成功的重要保证。项目承担单位山东中医药大学、南京中医药大学、上海中医药大学、福建中医药大学、浙江省中医药研究院、陕西省中医药研究院、河南省中医药研究院、辽宁中医药大学、成都中医药大学及所在省市中医药管理部门精心组织，充分发挥区域间互补协作的优势，并得到承担项目出版工作的中国中医药出版社大力配合，全面推进中医药古籍保护与利用网络体系的构建和人才队伍建设，使一批有志于中医学术传承与古籍整理工作的人才凝聚在一起，研究队伍日益壮大，研究水平不断提高。

本着“抢救、保护、发掘、利用”的理念，该项目重点选择近60年未曾出版的重要古医籍，综合考虑所选古籍的保护价值、学术价值和实用价值。400余种中医药古籍涵盖了医经、基础理论、诊法、伤寒金匮、温病、本草、方书、内科、外科、女科、儿科、伤科、眼科、咽喉口齿、针灸推拿、养生、医案医话医论、医史、临证综合等门类，跨越唐、宋、金元、明以迄清末。全部古籍均按照项目办公室组织完成的行业标准《中医古籍整理规范》及《中医药古籍整理细则》进行整理校注，绝大多数中医药古籍是第一次校注出版，一批孤本、稿本、抄本更是首次整理面世。对一些重要学术问题的研究成果，则集中收录于各书的“校注说明”或“校注后记”中。

“既出书又出人”是本项目追求的目标。近年来，中医药古籍整理工作形势严峻，老一辈逐渐退出，新一代普遍存在整理研究古籍的经验不足、专业思想不坚定等问题，使中医古籍整理面临人才流失严重、青黄不接的局面。通过本项目实施，搭建平台，完善机制，培养队伍，提升能力，经过近5年的建设，锻炼了一批优秀人才，老中青三代齐聚一堂，有效地稳定了研究队伍，为中医药古籍整理工作的开展和中医文化与学术的传承提供必备的知识和人才储备。

本项目的实施与《中国古医籍整理丛书》的出版，对于加强中医药古籍文献研究队伍建设、建立古籍研究平台，提高古籍整理水平均具有积极的推动作用，对弘扬我国优秀传统文化，推进中医药继承创新，进一步发挥中医药服务民众的养生保健与防病治病作用将产生深远影响。

第九届、第十届全国人大常委会副委员长许嘉璐先生，国家卫生计生委副主任、国家中医药管理局局长、中华中医药学会会长王国强先生，我国著名医史文献专家、中国中医科学院马继兴先生在百忙之中为丛书作序，我们深表敬意和感谢。

由于参与校注整理工作的人员较多，水平不一，诸多方面尚未臻完善，希望专家、读者不吝赐教。

国家中医药管理局中医药古籍保护与利用能力建设项目办公室

二〇一四年十二月

许序

“中医”之名立，迄今不逾百年，所以冠以“中”字者，以别于“洋”与“西”也。慎思之，明辨之，斯名之出，无奈耳，或亦时人不甘泯没而特标其犹在之举也。

前此，祖传医术（今世方称为“学”）绵延数千载，救民无数；华夏屡遭时疫，皆仰之以度困厄。中华民族之未如印第安遭染殖民者所携疾病而族灭者，中医之功也。

医兴则国兴，国强则医强。百年运衰，岂但国土肢解，五千年文明亦不得全，非遭泯灭，即蒙冤扭曲。西方医学以其捷便速效，始则为传教之利器，继则以“科学”之冕畅行于中华。中医虽为内外所夹击，斥之为蒙昧，为伪医，然四亿同胞衣食不保，得获西医之益者甚寡，中医犹为人民之所赖。虽然，中国医学日益陵替，乃不可免，势使之然也。呜呼！覆巢之下安有完卵？

嗣后，国家新生，中医旋即得以重振，与西医并举，探寻结合之路。今也，中华诸多文化，自民俗、礼仪、工艺、戏曲、历史、文学，以至伦理、信仰，皆渐复起，中国医学之兴乃属必然。

迄今中医犹为国家医疗系统之辅，城市尤甚。何哉？盖一则西医赖声、光、电技术而于20世纪发展极速，中医则难见其进。二则国人惊羡西医之“立竿见影”，遂以为其事事胜于中医。然西医已自觉将入绝境：其若干医法正负效应相若，甚或负远逾于正；研究医理者，渐知人乃一整体，心、身非如中世纪所认定为二对立物，且人体亦非宇宙之中心，仅为其一小单位，与宇宙万象万物息息相关。认识至此，其已向中国医学之理念“靠拢”矣，虽彼未必知中国医学何如也。唯其不知中国医理何如，纯由其实践而有所悟，益以证中国之认识人体不为伪，亦不为玄虚。然国人知此趋向者，几人？

国医欲再现宋明清高峰，成国中主流医学，则一须继承，一须创新。继承则必深研原典，激清汰浊，复吸纳西医及我藏、蒙、维、回、苗、彝诸民族医术之精华；创新之道，在于今之科技，既用其器，亦参照其道，反思己之医理，审问之，笃行之，深化之，普及之，于普及中认知人体及环境古今之异，以建成当代国医理论。欲达于斯境，或需百年欤？予恐西医既已醒悟，若加力吸收中医精粹，促中医西医深度结合，形成21世纪之新医学，届时“制高点”将在何方？国人于此转折之机，能不忧虑而奋力乎？

予所谓深研之原典，非指一二习见之书、千古权威之作；就医界整体言之，所传所承自应为医籍之全部。盖后世名医所著，乃其秉诸前人所述，总结终生行医用药经验所得，自当已成今世、后世之要籍。

盛世修典，信然。盖典籍得修，方可言传言承。虽前此50余载已启医籍整理、出版之役，惜旋即中辍。阅20载再兴整理、出版之潮，世所罕见之要籍千余部陆续问世，洋洋大观。

今复有“中医药古籍保护与利用能力建设”之工程，集九省市专家，历经五载，董理出版自唐迄清医籍，都400余种，凡中医之基础医理、伤寒、温病及各科诊治、医案医话、推拿本草，俱涵盖之。

噫！璐既知此，能不胜其悦乎？汇集刻印医籍，自古有之，然孰与今世之盛且精也！自今而后，中国医家及患者，得览斯典，当于前人益敬而畏之矣。中华民族之屡经灾难而益蕃，乃至未来之永续，端赖之也，自今以往岂可不后出转精乎？典籍既蜂出矣，余则有望于来者。

谨序。

第九届、十届全国人大常委会副委员长

許嘉璐

二〇一四年冬

王 序

中医学是中华民族在长期生产生活实践中，在与疾病作斗争中逐步形成并不断丰富发展的医学科学，是中国古代科学的瑰宝，为中华民族的繁衍昌盛作出了巨大贡献，对世界文明进步产生了积极影响。时至今日，中医学作为我国医学的特色和重要医药卫生资源，与西医学相互补充、相互促进、协调发展，共同担负着维护和促进人民健康的任务，已成为我国医药卫生事业的重要特征和显著优势。

中医药古籍在存世的中华古籍中占有相当重要的比重，不仅是中医学术传承数千年最为重要的知识载体，也是中医为中华民族繁衍昌盛发挥重要作用的历史见证。中医药典籍不仅承载着中医的学术经验，而且蕴含着中华民族优秀的思想文化，凝聚着中华民族的聪明智慧，是祖先留给我们的宝贵物质财富和精神财富。加强对中医药古籍的保护与利用，既是中医学发展的需要，也是传承中华文化的迫切要求，更是历史赋予我们的责任。

2010 年，国家中医药管理局启动了中医药古籍保护与利用能力建设项目。这既是传承中医药的重要工程，也是弘扬优秀民族文化的重要举措，不仅能够全面推进中医药的有效继承和创新发展，为维护人民健康做出贡献，也能够彰显中华民族的璀璨文化，为实现中华民族伟大复兴的中国梦作出贡献。

相信这项工作一定能造福当今，嘉惠后世，福泽绵长。

国家卫生和计划生育委员会副主任

国家中医药管理局局长

中华中医药学会会长

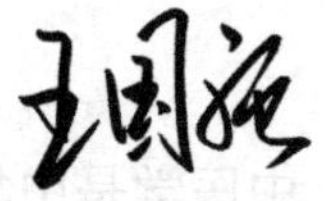

二〇一四年十二月

马序

新中国成立以来，党和国家高度重视中医药事业发展，重视古籍的保护、整理和研究工作。自1958年始，国务院先后成立了三届古籍整理出版规划小组，分别由齐燕铭、李一氓、匡亚明担任组长，主持制订了《整理和出版古籍十年规划（1962—1972）》《古籍整理出版规划（1982—1990）》《中国古籍整理出版十年规划和“八五”计划（1991—2000）》等，而第三次规划中医药古籍整理即纳入其中。1982年9月，卫生部下发《1982—1990年中医古籍整理出版规划》，1983年1月，中医古籍整理出版办公室正式成立，保证了中医古籍整理出版规划的实施。2002年2月，《国家古籍整理出版“十五”（2001—2005）重点规划》经新闻出版署和全国古籍整理出版规划领导小组批准，颁布实施。其后，又陆续制定了国家古籍整理出版“十一五”和“十二五”重点规划。国家财政多次立项支持中国中医科学院开展针对性中医药古籍抢救保护工作，文化部在中国中医科学院图书馆专门设立全国唯一的行业古籍保护中心，国家先后投入中医药古籍保护专项经费超过3000万元，影印抢救濒危珍、善、孤本中医古籍1640余种，开展了海外中医古籍目录调研和孤本回归工作。2010年，国家财政部、国家中医药管理局安排国家公共卫生专项资金，设立了“中医药古籍保护与利用能力建设项目”，这是继1982~1986年第一批、第二批重要中医药古籍整理之后的又一次大规模古籍整理工程，重点整理新中国成立后未曾出版的重要古籍，目标是形成并普及规范的通行本、传世本。

为保证项目的顺利实施，项目组特别成立了专家组，承担咨询和技术指导，以及古籍出版之前的审定工作。专家组中的许多成员虽逾古稀之年，但老骥伏枥，孜孜不倦，不仅对项目进行宏观指导和质量把关，更重要的是通过古籍整理，以老带新，言传身教，培养一批中医药古籍整理研究的后备人才，促进了中医药古籍保护和研究机构建设，全面提升了我国中医药古籍保护与利用能力。

作为项目组顾问之一，我深感中医药古籍保护、抢救与整理工作的重要性和紧迫性，也深知传承中医药古籍整理经验任重而道远。令人欣慰的是，在项目实施过程中，我看到了老中青三代的紧密衔接，看到了大家的坚持和努力，看到了年轻一代的成长。相信中医药古籍整理工作的将来会越来越好，中医药学的发展会越来越好。

欣喜之余，以是为序。

中国中医科学院研究员

马继兴

二〇一四年十二月

校注说明

《慎斋遗书》十卷，系明代著名医家周之干著。周之干，字慎斋。明代安徽太平县西隅人，生于正德年间。中年患中满疾，遍访名医无效，后广搜方书，精研岐黄，自疗而愈。其为医，务究阴阳五行之理，意在扶阳抑阴，精通脉学，长于内伤，活人甚众。另著有《慎斋三书》《脉法解》，并由后人记录整理为《慎斋遗书》《慎斋医案》等传于世。

《慎斋遗书》约成书于明万历元年（1573），书成未刊。清乾隆三十九年（1774）由王琦（字载韩，号琢涯，晚号胥山老人）得勾吴逋人（即清代医家姚球）删订本，并获张东扶、钱登谷诸藏本互参补正，惜校刻未竟便辞世，由其外孙赵树元终成之，首刊于乾隆四十一年（1776）。现存清乾隆四十一年丙申（1776）刻本、清道光二十九年己酉（1849）刻本、清光绪十一年乙酉（1885）刻本、清刻本、清津门王治平抄本（三卷）、1919年绍兴育新书局石印本等。民国时期，曹炳章收入《中国医学大成》，重加校注整理。此次以清乾隆四十一年（1776）目耕堂刻本为底本，以曹炳章《中国医学大成》本（简称“大成本”）为校本，旁参《素问》《难经》等进行整理。

校注原则：

1. 原书系繁体竖排，现易为简体横排。原文中的“○”删，其后的内容另起一段。

2. 原书中表示文字方位的“右”字改为“上”字、“藏府”改为“脏腑”。“廿”改为“二十”。

3. 凡底本中因刊刻致误的明显错别字，如“灸”误作

“炙”，“末”误作“未”，“已、巳、己”不分等，据内容径改，不出校记。

4. 原书中俗体字、异体字、古今字均以简化字律齐，不出校记。如“湌”改为“餐”、“虾蟇”改为“蛤蟆”等。

5. 原书中的中药名称，均改为现代通用名，不出注。如“只壳”改为“枳壳”、“山查”改为“山楂”等。

6. 凡引文皆注明出处，其中引文与所涉书籍完全一致者，谓之“语见”；引文与所涉书籍有个别字词不同者，谓之“语出”；引文与所涉书籍意义一致，但表述不相同者，谓之“语本”。

7.《慎斋遗书》每卷前有“明·江东周之干慎斋著述，大清·勾吴球编次”字样，今一并删去。

8. 目录部分卷之五下的“录要”、卷之九下的“白浊沥精遗尿”、卷之十下的“口”等文字原无，卷之六下的“热暑燥”原作“湿热”，均据正文补或改。

原　序

医道自东汉张仲景后，教亦多术矣。东垣温补，河间清热，丹溪滋阴，戴人攻伐，四家者概皆有闻，然俱各得仲景之一体，而非轩岐之正派也。明季江东①周之干慎斋氏，生乎二千年后，而独得仲景之精髓，直驾李、刘、朱、张而上，有非季世②俗医所能仿佛二三也。但《遗书》数卷出于门人之记录，未经较③正，多有隐晦、重复之弊。球④久欲删烦去冗，订为定本，年来因注《易》未遑。近日《易》注告成，南阳《金匮玉函经解》亦已脱稿，于是删释《遗书》，更定卷帙。阴阳、脏腑、气运、色脉、经解、方解、病机、方案，分录十卷，以翼仲景《金匮玉函经》，作杂证之准绳，为后学之楷式，少⑤医医者虚虚实实之病。球僭妄⑥之罪，自知难逭⑦，然球自年十四即业医，继晷焚膏⑧，诵读几三十载，幸得稍知一二，而性拙不能阿世⑨，天之所以命我者，端在斯矣。即欲偷安而诿责，业有所不敢耳。

乙酉申月⑩勾吴逋人书于学易草庐

---

① 江东：古时指长江下游芜湖、南京以下的南岸地区，也泛指长江下游地区。

② 季世：后世。

③ 较：同“校”。

④ 球：即本序作者清代医家姚球（约1662—1735），字颐真，号勾吴逋人，梁溪（今江苏无锡）人，堂号“学易草庐”。

⑤ 少：稍微。

⑥ 僭妄：谦辞。超越本分。

⑦ 逭（huàn 换）：逃避。

⑧ 继晷焚膏：形容夜以继日地勤奋学习或工作。继：继续，接替。晷：日光。膏：油脂，指灯烛。

⑨ 阿世：迎合世俗。

⑩ 乙酉申月：即康熙四十四年（1705）农历七月。

序 文

余舅祖琢崖王先生，乾隆甲午寿届七十有九，病将易箦①。手书一编，嘱余曰："是为明医周慎斋遗书，开雕未半。子幸竟其事，卒成吾志。"余谨受教，唯而退。乃于是年之冬，续刊其余，共成书十卷。雕事毕，为之序曰：先生讳琦，字载韩，号綍菴，又号琢崖，晚年自称胥山老人。未弱冠，补弟子员②，即馆③余家。先王父④松谷公，相与昕夕⑤，讨论书史，上下古今，旁及青乌⑥、演禽⑦、蓍筮⑧、云篆⑨、贝叶⑩之文，兼收并览，孳孳至忘寝食。性俭素尚义，壮年丧偶，不更娶，不畜赀⑪，有得，即以供剞劂⑫氏，刻所注李太白、李长吉等集，暨《医林指月》十二种，其他未付梓者尚多。此《慎斋遗书》则得自晚年，第抄本阙陋，借得东扶张先生藏本，始备卷数。慎斋，名之干，明季东吴人，以医鸣，著书三数种，《张氏医通》

---

① 易箦（zé 责）：病重将死之意。箦，席子。

② 弟子员：明清对县学生的称谓。

③ 馆：指借宿或寄宿。

④ 王父：祖父。

⑤ 昕夕：朝暮。谓终日。

⑥ 青乌：泛指堪舆学的书籍。

⑦ 演禽：占卜的一种。以星、禽推测人的禄命吉凶。其书有《演禽通纂》《演禽图诀》等。

⑧ 蓍筮（shīshì 施适）：用蓍占卜。此处泛指占卜类的书籍。

⑨ 云篆：道家符箓。此处借指道家典籍。。

⑩ 贝叶：古代印度人用以写经的树叶。此处借指佛经。

⑪ 赀：同"资"。钱财。

⑫ 剞劂（jījué 基觉）：雕版。

曾引其说。此本为勾吴逋人名球者所订，其文义颇未润泽，大抵慎斋门人记其师所指授，语多质朴，无高手宣达义旨，读者尝病其蹇①。东扶先生少为利导之，瑑崖先生复细加厘定，始成完书。余于岐黄理无所窥，然以先生之博极群籍，又醉心于方药术者数十年，其所许可谓补世之所未备，则其有裨益于医道无疑也。是书传，慎斋之名亦传，而勾吴逋人亦不枉费数十载之参稽，其名亦传，岂徒以其名也欤哉！世有人熟玩反复，禀是以御诸疾，而收其立成之效。虽得其旨于慎斋，然卒成其书之功而垂益于后世，非先生，其谁与归？余是以不敢委其命于草莽，而终践其诺也。

时乾隆丙申夏月仁和赵树元石堂氏谨序

① 蹇（jiǎn 简）：艰涩。

目　录

卷之八

卷之九

卷之十

卷之一

阴阳脏腑

天为阳，地为阴；火为阳，水为阴。天地，阴阳之定位也；水火，阴阳之生化也。生化乱则体位伤，故水火有过不及之害，则天地不能无旱浸之灾。水火者其用，天地者其体，用伤则体害，一定之理也。以人身而言，形，阴也；神，阳也；心肾，水火也。有形必有神。神气，体也；形血，用也。故病于形者，不能无害于神；病于神者，不能无害于形。盖气病必伤血，血病必伤气，此不易之道也。但治之者不可无先后、标本、轻重之分。夫病有阴阳、脏腑、血气，其病有各不相值者，有相因而致者，有去此适彼者。故用药之法，如腑病而脏不病，不得以脏药犯之；脏病而腑不病，不得以腑药犯之。有腑病而势将及于脏，用药治腑，不得不先固脏；病在脏而势将入腑，不得不先理腑。腑入脏，脏入腑，又有轻重之异，药亦不得不随其轻重而用。更有病虽在此，而不必治此，治此反剧；有病已去此，犹当顾此。此皆分阴阳、先后、标本、轻重之大略也。

阴阳之义：阳，天道也；阴，地道也。非天之阳，万物不生，地亦不凝；非地之阴，万物不成，天亦不灵。故天主健，无一息之停，使稍有滞，则失其健运之机而万物屯[①]矣；地主静，无一息之动，若稍不静，则失其凝静之气而万物否[②]矣。人身之阳，法天者也，苟失其流行之机，则百病生；人身之阴，法地者也，苟失其安养之义，则百害起。故阳生而阴长，阴生而阳旺。阴与阳，一身之司命，不得偏废而或失也。今之医者，或言阳为重，或言阴为要，均未得要重之故，各执其说而失轻重之机宜者多矣。夫言阳重者，乃天之阳，人身之真阳，而非壮火食气之亢阳也。亢阳者，如天之久旱酷暑，不可不急以甘霖清气以消其亢害，故丹溪有扶阴之义。黄柏、知母等苦寒之味，在所当用，扶阴正所以济阳也。言阴重者，乃地之阴，人身之真阴，而非坚凝寒结之浊阴也。浊阴者，如重阴凛冽之寒气，不得不藉皓日晴和之气以暖和之。先哲有扶阳之义，桂、附、干姜在所当用，扶阳正所以济阴也。盖火烈则水干，水盛则火灭，两相需而不得偏轻偏重者也。若为医者，重阴而害及真阳，重阳而害及真阴，误矣。故知天者可以扶阴，知地者可以扶阳，知天地之义而成位乎中，方是救人之良医，而非食人之兽医[③]矣。

医道必欲明天地之道者，盖人生天地间，无处不与天地合也。即人之有病，犹天之阴阳不得其宜也。故人因饮

① 屯（zhūn 谆）：难生。

② 否（pǐ 匹）：不成。

③ 兽医：指害人性命的庸医。

食、思虑、劳碌、淫逸而生病者，人中之天自为病也；因五运六气外感而成病者，天中之人外伤而为害也。凡因天而病者，实也，虽虚而必先实；因人自病者，虚也，虽实而必先虚。虚实明而用药始无误矣。因天时而病者，为外感之实证，虽有虚状而必当先治其实；因人事而病者，为内伤之虚证，虽有实状而必先顾其虚。

以天之风寒暑湿燥火之期，合之人身金木水火土之虚实，察天识病，见病思天，天时有犯无犯，犯之或轻或重，无不明显，而后以药治之，无不宜矣。盖药气俱偏，而用得其当，以治人病之偏，偏者方自全也。

人之阴阳，生生之本，俱在于是，但阳能生阴，故一分阳气不到，此处便有病。然阴所以配阳，若阳到而阴不到，亦不能无病。盖以阳为本者，知所先也。若单事阳而不顾阴，且恶阴而多抑阴，则非理矣。先哲用六味，以桂附而成其功，所以补其阴中之阳也。用四君，用补骨脂、五味子以收其效，所以补其阳中之阴也，故胃阳全赖脾阴之合。又如肾者，阴脏也，而为胃之关。肾津液枯，则关门不利，而胃不能受物，同此理也。医之道，生道也。其生之道，不过阴阳五行生化之机宜也。得其序而和则生，失其序而离散则死，失其和而紊乱则病。察其所失，求其所和，则上医也。阳者，天之道也，人之气也；阴者，地之道也，人之形也。其所以序而和者，人之脏腑、经络、皮肉、筋骨、表里、内外，无不得五行生化之和而相安也。大凡形质之失宜，莫不由气行之失序，故地之万物不生，皆天气寒热水旱之或过也。人身之阴阳，即天地之形气。五脏六腑之流通，犹四时之相代。天之阴阳失，为相者燮①而理之，则万物安。人身之阴阳五行失，医者调而治之，则百病除。良相良医，总在察阴阳五行生化之机宜而已。

凡病不起于先天，即起于后天，是先天、后天皆为人身万化之本矣。然其真本，又惟在元阳一气。《经》云：苍天之气清净②。清净之气者，阴阳五行先天、后天之化原也。

一阴一阳之谓道。阴阳本是一气，一而分之，则为二耳。但有质而凝静者为阴，无质而运行者为阳。无阳则阴无所卫，无阴则阳无所附。阴阳之相需，如天地相交，不得相失也，但其间有轻重之别。盖阳能生阴，阴不能生阳。《易》曰：吉凶悔吝生乎动③。阳则动而不静者也。凡阴之病，皆阳动失其和而致之也，故扶阳为治病要诀。然知扶阳而不知顾阴，天生而地不成，亦非治病之全法也。

一阴一阳之谓道，天地得是道，故能长久。人身同一天地也，其气与天地等，纯乎清净无杂，清净则一。一者，道也。天得一以清，地得一以宁，人得一以灵，得一

① 燮（xiè 谢）：调和。
② 苍天之气清静：语见《素问·生气通天论》。
③ 吉凶悔吝生乎动：语见《易经·系辞下》。

谓得此天元真一之气也。若或以七情，或以六气，稍杂其间，则气不清净而病生矣。故《经》云：苍天之气清净，顺之而阳气固[①]。清净之气在人，生于肝，行于肺，役于心，养于脾，藏于肾，而流行于五脏六腑、四肢九窍，稍有滞隔，即生病矣。所谓一分阳气不到即生病者，此也。用药之补，补此也；用药之攻，攻乎害此者也。乱则理之，逆则顺之，塞则通之。于此无病，病亦不伤；于此有害，虽安亦危。脉中清轻安和之气，即此气也。故脉贵和平，失之则死，伤之则病。胃之养，养此也；胃之行，行此也。先天之根根此，后天之奉奉此，盖总先后天统气血而为功者也。此气动处、虚处，则为阳、为气；静处、形处，则为阴、为血、为精、为液。气得乎此，则生生不绝，流行百骸；失乎此，则为火、为邪。血得乎此，则濡润百骸；失乎此，则为脓，为疖，为疮、疽、癥、痞。此气若失，天地亦否，况于人乎！

凡人生病处，皆为阴、为火，总因阳气不到。阳气所到之处，断无生病之理也。

人以血为主，胃乃生血之源。阳气不足，陷于阴分，则血不生长，气皆化而为火。若阳气升举，则血散布于上下，气无凝滞，何病之有？大凡一身只阴阳二气。阳气生发，阴气皆化为血；阳气不足，阴气皆化为火。

---

① 顺之而阳气固：语出《素问·生气通天论》。

火在丹田之下者，是为少火，少火则生气；离丹田而上者，是为壮火，壮火则食气。食气之火，是为邪火；生气之火，是为真火。

清气在下，能助命门之火。若阴气绝，浊气在上，则填实肺气，肺气不能行降下之令，则大便闭。

心肺为阳，阳中有阴，故上行极而下；肝肾为阴，阴中有阳，故下行极而上。中气上升于肺则为气，从肺回下则化为血。人身胃气升降，而气血自然生生不已。中气即是胃气。

人身以阳为主。一分阳气未绝，不至于死；一分阴气未尽，不得成仙。

肌肉属阴，气属阳。气犹百姓，肌肉犹城垣。若无肌肉为之外卫，即气亦无依而亡矣。故大肉尽脱者，亦不能生也。

人身以阳气为主，用药以扶阳为先。如上焦闭塞，阳气不能下降，须开豁之；中焦阳气不能上升，须温补之；下焦阳气不能收藏，须求肾纳气。

胃中阳气，贯于五脏之内，假令胃中阳气不到于肺，即是肺之脾胃虚也。余可类推。

人之生死关乎气，气纳则为宝。气纳则归肾，气不纳则不归肾。气不归肾者，谓脾胃之气不得到肾也。其不到有五：心之脾胃，肝之脾胃，肺之脾胃，肾之脾胃，脾胃之脾胃。不到者，由先后天不能相生故也。盖肾为先天五脏之始，天一生水也。脾胃为后天五脏之成，成数五。五，土数也，乃天生地成之义也。凡五脏中有一脏不能秉生成之气，则病矣。如心之脾胃虚，则胃气不到于心，心则无成，亦不奉生，而气不归肾。气不归肾，则如树之不能有雨露，而根叶不能有生气而枯也。举一而五脏可类推矣。但其间有寒热温凉之不同，须知人身五行有过、不及之分。如心本君火也，君火之德宁，由肝木能中和而无过与不及也。若肝弱则不能生火，而火之化原病，故火亦不得宁，而心气不得下交于肾，则气不纳矣。此皆由肝木弱，不能生心火故也。且五行之理，不克则不能生，如有妻而无夫也。肝弱则脾无制，而心亦无秉，心之脾胃虚矣，斯时当以凉而纳之也。盖心不得胃气，则君火弱，君弱则臣强，肝枯则生火，胸中无非相火填塞矣，故当用凉也。又如肺气弱，则肝必强，肝旺则乘土，土受侮则金之脾胃虚。金虚则寒而不能生肾水，是为水冷金寒，非用热则金水成冰，而肺气不纳乎肾矣。又如水弱则肝亦害，肝已病则不能制土，土能克水，土气不能到肝，而肝之气亦不能奉生于肾矣。斯时若得温暖之气，则水能生而肝得气，肝和则水火之气自能相生，而气可纳矣，此则当温而纳之也。又如脾之本位，或因湿热，或因太燥，或因劳苦忧煎，或因饮食饥饱，一伤其气，气则下行而不能及肺，肺乏下降之令，则脾胃之本位不能纳气矣。此则又非寒热温凉之所能纳也，斯时以扶脾保肺顺其升降之性，乃可纳耳。更如肾之气虚，则水不能制火而相火起矣。相火为包络之火，一本相依，一火兴则五火炽。五火者，龙火、雷火①、心火、阳明燥火、三焦壮火也。斯时须察其本原。若初病而本原未伤者，竟以凉纳之，六味加知母、黄柏是也。若病久而本原致伤者，以凉纳之必死，则当补元而导之，七味、八味、十味皆可纳也。总之，百病皆由胃气不到而不能纳肾，以致先后天生成之气不能相和所致。医者知纳气，思过半矣。

五脏分属阴阳，阴阳全赖生克。故固肾者不可以不保肺，肺者所以生肾也；扶脾者不可以不治肝，肝者所以克脾也。然扶脾即所以保肺，土能生金也；保肺即所以平肝，金能克木也。脾病即肺病，肝病即脾病，肝病当缓其中。盖肝气不可亢，肝血不可亏，乃治肝之要诀也。

三阴三阳十二经，有枢机焉。枢机有二：一者两肾中间一阳脏处，命门是也。命门，三焦之本，呼吸之原，犹天之北辰，而人身之枢也。一者在少阴、少阳。少阴肾，天一所生，为三阴初入之处。少阴者，阴之枢也。由少阴而入，则为厥阴；由厥阴而进，则为太阴。太阴，阴之至也。阴极则阳生，阳之初生而始发，则从胆，胆为转阴至阳之地，为少阳，是阳之枢也。由少阳而阳明，由阳明而太阳，太阳为阳之极，而又转入于阴，则少阴、少阳乃阴

① 龙火雷火：指天之阴火。李时珍《本草纲目·火一·阳火阴火》："天之阴火二：龙火也，雷火也。"

阳初入之枢。枢者，如门户之枢也。然阴必从阳，故三阴之出入，亦在少阳。阴之不利，由阳之不利，所以少阴以少阳为主也。欲其枢之利，非温暖之不可。盖寒则坚凝，热则流通也。不能流通，则出入开阖不如意而致疾矣。能开不能阖，则多泄泻之病；能阖不能开，则起隔噎、闭结之虞。疾之作，有害于先天，则从肾与膀胱起；有害于后天，则从脾胃起。起于脾胃，则土不生金而金坏，金坏则水衰，水衰则木枯，木枯则火炽，火炽则水益涸，水涸则龙火起，龙火起则雷火亦随之。龙雷并起，而一身三焦脏腑无非火矣。此火之来，俱系枢之不利，寒之所致。若因火炽而更寒之，则火益烈而真元亡矣。故治之不但欲其肾之安，更不可不固膀胱之阳；不但欲其肝之润，更不可不疏胆之气。

心肾相交，全凭升降，而心气之降，由于肾气之升。肾气之升，又因心气之降。夫肾属水，水性润下，如何而升？盖因水中有真阳，故水亦随阳而升至于心，则生心中之火。心属火，火性炎上，如何而降？盖因火中有真阴，故火亦随阴而降至于肾，则生肾中之水。升降者水火，其所以使之升降者，水火中之真阴真阳也。真阴真阳者，心肾中之真气也。故肾之后天，心之先天也；心之后天，肾之先天也。欲补心者须实肾，使肾得升；欲补肾者须宁心，使心得降。六味丸丹皮、茯苓，所以宁心也，地黄、山药，所以实肾也，乃交心肾之法也。

人之生死本乎神。神居于心，心为火，故火者，生命之原也。戊癸化火，戊为土，癸为水，水为先天，土为后天，二天化火之原，人之所赖以生者也。

凡人不知所以生，则不知所以死；不知所以死，则不知所以病；不知所以病，则不知所以治。故知生知死，乃知病知安，而知所以治矣。人之所以生者，神也；神之所以安者，气也。气得其平，则神安而无病；气失其序，则神散而死亡。神气者，人之性命也。神者，心也；气者，肾也。心肾二脏，人之性命所寄也，顾不重哉？故脉贵有神，形贵有气。神气可治，虽危可救；神气愦乱，虽安必危。然神气之所以因之衰旺者，胃也。能治病者，必不可忘胃。故《经》云：胃气为本①。然肾为胃关，人生之来，其原在肾，人病之来，亦多在肾。肾者，命之根也。肾脉不伤，危也可许其生；肾脉有害，安也亦虑其危。盖肾伤则先天伤，而后天之胃无根，亦必受害。凡久病而不死者，肾伤未及胃也，及胃立死矣。故断病之诀在此二天，一伤则病，两伤则死。既两伤矣，尚欲救之，愚人也；两不伤而医者死之，医人之罪也。见病不先察此二天，不知医者也。能医者专以此二天为务，此医门之秘谈也。

验案

一人每至夜，则颈项强硬、喉痛、舌干、吐痰，至天

① 胃气为本：语见《素问·平人气象论》。

明则诸病皆退，此阳虚不能上达也。盖夕则阳气下降于丹田，上焦之阳不足，故阴火炽于上而生诸病；至旦则阳气从丹田上升，阳升阴降而诸病退矣。治法用补中益气汤。

亢害承制

人受气以成形，气失其平则成病，故肝木太旺则肝亢矣。肝亢则害脾，脾害则不能生金而防水，故木亢则金水亦俱伤。斯时当以扶金为要，金扶则木制而木平，木平则能和土而水不泛，金得生矣。若肺金太旺，则肺亢矣。肺亢则不能生水而害木，木病则脾亦损。斯时当扶火以制金，火旺则金暖而平，金平则能生水而制木，木和则无伤于脾矣。又若脾胃过于湿热，饮食思虑，则脾胃之气亢。脾土亢，则伤肾而不能生金，金弱则水之化原绝，而肾益衰。斯时当疏木以制土，土平则金水俱平矣。又如肾亢则水泛，泛则水失其流行之道，而不能生木，木伤则邪干于土，而脾胃亦伤，故当补火以生脾，脾旺则水有所制而平矣。火亢、水亢、木亢、金亢，一有所亢，皆不能无累于脾；脾有累，则后天气伤；后天伤，则先天不能成其生生之气。治宜用纳气法。盖胃气为中土之阳，脾气为中土之阴。脾不得胃气之阳则多下陷，胃不得脾气之阴则无以转运，而不能输于五脏。脾既不输，则心亦无以奉生而化赤，心不化赤，则心火弱不能制肺金，金既无制，则下降之令不行，于是五脏中失其和平者多矣。夫脾气由心而至肺，肺得气而行下降之令，入心为血，入肝入脾亦为血，入肾为精，自入为液。五脏和则能互为生克，相生相克，相制相化，而无过与不及之病，所谓气得其平也。其不能平者，或因六气之感，则外伤而不平，或因饮食、劳倦、欲事、七情，则内伤而不平。不平于先天者，必伤于后天；伤于后天者，必害于先天。一有所伤害，则多气不纳肾之患。故医者必先审其起病之由，而察其何脏亢，何脏弱。亢者则以所承制之，盖子能报父仇也；弱者则以生化求之，盖制则能生化也。而以脾为要，盖五脏之气皆能奉脾土而归气于先天之原，万病俱消矣。

万物赖阳而生，从土而发。土不得阳，则不能制水，水无以生化，则反来侮土，土自救无暇，焉能复生金乎？金水寒，则坚滞而不能生化，虽有微火，亦不明也，岂能化金水之寒乎？急宜桂、附、姜、参救之。盖阳者，胃脘之阳也，救之而不愈者有之，未有不救而能自生者也。

古人云：泻其有余，因不足者泻之；补其不足，因有余者补之。何以言之？假使木气盛者，由肺气有亏，当泻南方以制肝，使火不相克，则肺自清矣。若金不足而火盛，火盛则水亏，脾土因亢而不生，当补脾以养金，滋阴以降火，则水自生而血自长，土常不足，再无有余。

气血以冲和为上，偏胜者乃邪胜也，非气血有偏胜也。泻其有余，是泻邪也，以邪气反胜，正气不足，当却邪以卫正；补其不足，是补正也，因正气不足，邪从虚入，当扶正以却邪。气血均平，邪从何入？气有余者，非言气之有余，而言火之有余也。因血不足，气过盛，则化而为火，五脏空虚，烧烁真阴，为害甚大。夫人之一身，气以血为主，血以气为先。血以气为先，故当补血中之气，四物加肉桂；气以血为主，则当补气中之血，保元加血药。治病不可忘血，亦不可忘气。忘血则四肢不能用，脾无统也；忘气则体无管摄，肺无主也。气血互相周流，生生不息。和平之药，疏畅气血，宜多不宜少。寒热之药，不过却病，宜少不宜多，多则伤脾胃，切宜谨慎。虚中有实，正虚便生实邪；实中有虚，邪实皆由本虚。故实者以泻为补，虚者以补为泻，总不外亢则害、承乃制之道也。

水者所以生木也，水泛则木浮，必得土克水而后能生木；木者所以生火也，木盛则自焚，必得金克木而后能生火；火生土，火炎则土燥，必得水克火而后能生土；土生金，土重则金埋，必得木克土而后能生金；金生水，金寒则水冷，必得火克金而后能生水。此生克制化之道也。

五行不克则不生，在五脏亦然。人徒知克我者为贼邪，而不知克我者为夫也。盖女无夫则不生，五脏无克亦不生。如水生木，木不生于江湖河海而生于厚土，土克水而生也。故相生之道，人皆知之；相克之义，举世莫知。

《经》云：承乃制，制则生化[①]。有志岐黄者，宜详味焉。

气运经络

气运之理，非一言能尽，大端要知五运属地，六气属天。故五运有过、不及，而生病多在有形之血肉筋骨；六气之有过不及，而生病多在无形之气。其过与不及，则会主气、客气、主运、客运之五行生制旺衰而论。如主克客，客克主，或运克气，气克运，或一克三，三克一，其生化之异，亦如克之彼此多寡也。其间又有主客运气，相助、相解之不同，太过、不及、平气之不一。总之，当其位值其时则正，非其位违其时则邪。如政恒其德，无过不及，则虽克我者亦同化，故不恒其德，则有过有不及，有余而往，不足随之，随往随动，动则成败倚伏生焉。有胜则必有复，则虽我克我生者，亦必来复，既有胜复则病生。病之浅深、轻重、生死之期，则再察其人之本原，或相需，或相背，以定其止发。至于用药，又当详当时气运中何运何气为害伤人，然后定夺，不得预以一定之法该[②]其细也。王胥山曰：运气之详载于书传者，所谓一定之法也，但亦只明其大略而已。至于气化迁流，则有常变之殊、盛衰之别、先后之异、真伪之杂，细微反复之间，未经一一指示，神明变通之道，全在学者深思而自得之。勿为纸上陈言所印定，则善矣。慎斋谓须详当时

---

① 承乃制制则生化：语见《素问·六微旨大论》。

② 该：概括。

气运中何运何气为病伤人，“当时”二字大宜著眼，慎勿草草混过。

《经》曰：寒暑燥湿风火，天之阴阳也，三阴三阳上奉之；木火土金水，地之阴阳也，生长化收藏下应之①。三阴三阳者，六气也，地也，而本乎天；生长化收藏，五运也，天也，而本乎地。辰戌年，太阳奉寒；寅申年，少阳奉暑；卯酉年，阳明奉燥；丑未年，太阴奉湿；巳亥年，厥阴奉风；子午年，少阴奉火。本乎天者，始于天而还复于天，故曰上奉。甲巳之年化应土，乙庚之年收应金，丙辛之年藏应水，丁壬之年生应木，戊癸之年长应火，本乎地而还应于地，故曰下应。总之，五运六气本一气也，而有阴阳升降、相生相制之义，故有天干地支十与十二之殊，亦遂有水火木金土、风寒暑湿燥火五与六之别，其实不过一气，升降上下于天地之间，循环而无端耳。

《天元纪》② 曰：所以欲知天地之阴阳者，应天之气，动而不息，故五岁而右迁③；应地之气，静而守位，故六期④而环会。盖五运起于甲，终于癸，甲与己合为土，乙与庚合为金，丙与辛合为水，丁与壬合为木，戊与癸合为火。每岁一运，五岁则金木水火土五行，每岁一迁，由左

① 寒暑燥湿……下应之：语见《素问·天元纪大论》。

② 天元纪：即《素问·天元纪大论》。

③ 右迁：指五运的转移。如甲子年为土运，至己巳年又为土运，其顺序向右，故曰右迁。

④ 期（jī基）：一周年。

而之右，所谓地道右旋也。六气则子午为君火，丑未为湿土，寅申为相火，卯酉为燥金，辰戌为寒水，巳亥为风木。本于天而流行于地，地位乎中，乘天之运以为运行气化者也，故六运循环而定位也。然六气本天也，五运本地也。本在地则用在天，故动而不息；本在天则用在地，故静而守位。此五运六气、阴阳天地体用互为动静也。故知体而不知用，知用而不知体，则于五运六气之动静犹未明也。未明五六相需动静之机，则治病用药多差矣。凡五岁之中，当辨其过与不及之殊，五六相生相克比和之别，则体用分明，强弱了了①。生死病安之道，即五年十年之内，俱可预期也。能预期者，能预推五年十年之气化也。六气定，五运迁，人身之气血盛衰生死亦随之转流而无差也。若其人真元完固无损者，则能不随之而流转，故人贵保元，而治病者亦以保元气为首务也。人病时行之证，是感一时之气也。如子午年君火司天，则人必多暑伤者矣。然暑气虽一，而人之禀气不同，则受病亦异。人但知医病，未知医天。六气在外则为天，在内则为人中之天，即知医天，恐亦不能医人中之天也，医云乎哉！

五运六气俱右旋，倘迁入地而左旋则为逆，所谓子能令母实也。如辰戌年，寒水司天，司天者，在天也，湿土在泉，在泉者，在地也。初气少阳相火，右旋而成燥金，

① 了了：清楚。

上升于天，至寒水，倘寒水而化燥金则实，金实则左迁，至湿土，入地而逆转矣，能无病乎？故辰戌年有湿土之病，当以润药治之。盖润者水也，水行则湿土得流，有生金之功，无实金之弊矣。此天逆而入地，药顺而违天也。司天主一年天气，如子午年，君火司天，则一年之天气，无非君火司事；丑未年，湿土司天，则一年之天气，无非湿土司事。除司天外，其左右间则为客气矣。分上下半年者，不过上半年为天气之升，下半年为地气之降。在泉者，地气用事也。总之，子午丑未岁，则本乎天者，君火也，湿土也，本乎地者，燥金也，寒水也。本乎天者，气也；本乎地者，血也。故子午年气病当清，血病当润；丑未年气病当燥，血病当温也。余以类推。

凡人一身，自首至足，皆有经络联之，无断而不接之处，但其中有五行之别。凡五行经络，遇其所生则为根，遇其所克则隐伏，遇其所属则为表为枝。如肺脉起自中焦，中者，土也，土生金，故起于此。其络循胃口，胃亦土也。譬如瓜藤然，其老根则本也，其节遇土，复生小根，遇木则生枝果。肺络大肠。大肠为金之表，如木之枝；肺为金之里，如木之本，人之首，人之根本。故五脏经络皆倒垂，粗者为经，细者为络。

卷之二

望色切脉

察色无论四时，无论百病，总以带土色而有神气者为吉。

凡肝热者左颊先赤，肺热者右颊先赤，心热者额先赤，脾热者鼻先赤，肾热者腮先赤。面有惨色者寒，目下肿者湿也。

第一望他神气色，语言轻重起和眠。弯体即知腰内苦，攒眉头痛与头眩。手不举兮肩背痛，步移艰苦脚间疼。手久按胸胸内痛，按中脐腹痛相连。好起不眠痰火热，贪眠虚冷使之然。面壁蜷身多是冷，仰身舒挺热相煎。身面目黄脾湿热，唇青面冷是阳虚。

第二闻声清与浊，鉴他真语与狂言。声浊即知痰壅滞，声清寒内是真原。言语真诚非实热，狂言号叫热深坚。称神说鬼逾墙屋，胸膈停痰证号颠[①]。更有频病相循久，声音忽失命归泉。

三问病人经几日，日间便利几番行。饮食少多宜冷热，更兼何味喜嫌分。饮食少通容易治，不进之时疗必

---

① 颠：通“癫”，颠狂。张籍《罗道士》诗：“持花歌咏似狂颠。”

难。喜冷定知心内热，好温必是脏中寒。便若赤黄知内热，便清定是冷相干。

治病在看脉辨证。看脉之法，只在有神无神、有力无力八字。识得神之有无，则其人之死生可辨；识得力之有无，则其证之虚实可知。既已知脉，便当辨证，以证合脉，虚实死生，内伤外感，无不了然矣。如证虚脉无力者可补，证实脉无力者亦可补；证实脉有力者可泻，证虚脉有力者亦可泻。明乎虚实补泻之义，则思过半矣。又所谓有力无力，应补应泻，非独一经，须看何部有力，则泻何部，何部无力，则补何部。或因某部有力，以致某部无力者，或因某部无力，以致某部有力者，或有力无力，各自分经者，手下无不了然，胸中始有定见。故有力无力，为诊法之要诀也。

看脉须先识五脏平脉，金短木长，火浮水沉，土则持重，各象五行之体也。

脉要有胃气。胃气者，谷气、营气、卫气、真元之气、少阳生气，总谓胃气也。脉有墩阜[1]之象者，谷气也；脉有濡润之象者，营气也；脉有充实之象者，卫气也；脉有雍和[2]软顺相续轻清之象者，真元之气也；脉有生动弦长而无亢厉之象者，少阳生气也。此数者皆胃气也，少一则胃气不足也。故看脉先看此数气，以定生死轻重，而预

① 墩阜：此谓厚实。墩，土堆；阜，土山。
② 雍和：融洽。

决死期，则以时令生克断之。倘脉少此数气之一，即为真病，不少此气，虽病弗药而安。此气已少，虽药弗救。辨此以为治病诀，乃轩岐法也。

脉有来因，不外虚实二字。欲知其虚实，只辨人迎、气口二处大小软硬便知。如肝脉浮，当病风，而人迎不浮，非风证也；脾脉沉，当病湿，而气口不沉，非湿证也。凡看病，外辨六气，内辨七情，内外只看人迎、气口，故《内经》辨人迎、气口，为千古心传。

脉要和缓中有充实圆满之气，即为有胃阳而无弊，如有一处硬馁，即别于阳，便是病矣。盖心肝脾肺肾五脏皆阴，而其中则有胃阳之气周流贯畅于其间。肝属木，木直而长，弦之象也，故其脉弦。弦而如长竿之梢，有软嫩和柔之气者，胃阳之气游行于中也。心属火，火之形浮散而起，故其脉洪。洪而有柔静之气充溢于中者，胃阳之气也。脾为湿土，而得冲和之气舒徐不迫者，土之象也，故其脉缓。缓而有轻顺和柔温厚之气者，胃阳之气足于中也。肾主水，水性下而不升，故有沉实下凝之象者，肾之脉也。沉中而有澄静收敛之气者，胃阳之气纳于中也。肺主金，金性润，润而有坚凝光明外现之象，故其气多浮。而轻浮中有润泽轻扬之气者，胃阳之充实也。盖五脏皆阴，非胃阳实之，则生意衰落。胃阳者，五谷之气，所以培养乎先天之真阳而为一身四大五脏[①]之生意者也。要乎哉！胃阳之关乎人命也。倘肝之胃阳不足，则肝气虚，虚则邪气凑之，除六气之外，别有五入。如心邪入，则脉兼洪，洪则为木火俱焚之证；肺邪入，则脉兼浮毛，其证多郁闷，盖肺主气，郁乎中而不下行也；脾邪入，则脉兼缓，其证多痰郁胸满之候，盖湿入而成热也，多气塞于咽喉；肾邪入，则脉兼沉石，其证多腰重胁痛，盖肾主水，水入而成寒郁也。其自为病，则为血虚、火焚之类，此肝之阳气不足，当知其病而别之也。阳气，即胃阳之气也。其五脏皆可以类推。知乎此，则知补泻之道矣。如心之阳气不足，而或肝邪入之，则补心而泻肝；脾邪入之，则泻湿而宁心；肺邪入之，则理气而凉血；肾邪入之，则纳气而温心。盖肾主水主寒，故用温。肺主气，气邪则为火，故用凉。脾主湿，故逐湿而心宁，如茯苓补心汤之类也。但吾所言，乃一隅也，可即是而反之。总之，治病以回阳为本，乃要法也。但当别其虚实，在何脏何腑、何经何络而已。张东扶曰：回阳者，回胃阳也。何脏无胃阳则治何脏，即上所言心之脾胃虚，肺之脾胃虚，肝之脾胃虚，肾之脾胃虚，脾胃之脾胃虚，因其虚而调理之，即治病必先脾胃之说也。今人讲回阳，惟知以桂附热毒之品一概施治，是徒知药之阳而不知人身五脏之阳也，岂先生之所谓回阳哉？

脉之关节处，只在分理阴阳，然须九等分别，方能不

① 四大五脏：指五脏的阴阳气血。

差。如寸部中仍分上、中、下三部，于此三部中仍分浮、中、沉三候。如上之上，心也，浮也，心有通经处。则脾与胃，上之中也，浮而稍沉者也；肾与肝，上之下也，此其最沉者也。其详难尽，大约识得阴阳、内外、上下分属，便可悟入。

脉法无如《内经》，上在上，中在中，下在下，为一定，故因体而类推。如心肺居寸，居上浮也，则凡浮者，皆其气也，皆其用也。

脉者，非血非气，乃人之神也。神者，精气血三者之流行也。若人外无疾病，而脉见枯寂，神先去矣。若外感病而脉见枯寂，此因神死而外感来也，不死何待？若内伤病而脉见枯寂，此因病而神少，非神少而病也，故可救。若内伤饮食、寒暖，脉见枯寂，亦不救。若因思虑所致，即不妨。盖思虑伤神，非本原精气血有枯寂而见此脉也，能处处调神则生矣。

人身有先天之元阳，有后天之元阳；有先天之元阴，有后天之元阴。先天元阳足与不足，别之于右肾右尺；先天元阴足与不足，别之于左肾左尺。此由人生所禀父母之精气，有足有不足而致此者也。大凡先天元阳不足者，右尺多微弱而不旺，有病则多偏属于阴，或不能耐寒，或不能多食，或静默少慧，或手足不耐劳苦，其类不一，无非阴盛阳衰之证。禀此气质者，一生阴药俱不宜妄用，若再误用阴药以助阴，阳益大衰矣。先天元阴不足者，左尺多微弱而虚细，有病则多偏属于阳，或多发热，或不能久耐事，或不能静安，或狂而多言，皆阳有余而阴不足之病也。禀此气质者，一生阳药俱不宜妄用。苟或用阳药而误，则火益烈而水益亏矣。王胥山曰：古人谓阳脏者宜用凉，阴脏者宜用热，亦是此义。譬之人性相近而有上智下愚之不移者，其天定也。若中人之性可善可恶者，则固多矣。人体之不同，亦有偏于阳而一生不便阳药者，亦有偏于阴而一生不便阴药者，苟或误用，必致危殆，固有之矣。若夫中人之体，阴阳不妨两用者固多也，学人当随时随证酌而用之，慎勿妄执己意，而为胶柱鼓瑟之见，以致人命于倾危也。后天之元阳，气也。气之主脉，则右寸肺也。右寸之脉多细弱而软，是后天之元阳不足也。其人卫气易伤，皮毛柔薄，不任风寒。此等人宜以保肺为主，参芪之属要药也。后天之元阴，血也。血之主脉，则左寸心也。左寸之脉多微弱，是后天之元阴不足也，其人必多火炽之患。盖君不主令而相火代之故也，不能多用心，不能多耐事，营养多不足，血脉多滞迟，药宜当归、芍药、生地、麦冬、枣仁，以养心为主也。此四部实为阴阳气血之根元。至论其气血流通，互相灌注而为生长，则先天以脾胃为归，后天以脾胃为原。脾胃者，又阴阳气血之归本处，胃为气之原，脾为血之原，统属右关一部，故右关之脉联乎尺寸，而为先后天之至要脉也。夫脾不运则胃不升。脾胃之气不升不运，则阴不生而阳不舒，血不长而气不旺。故土为中州，贯乎四脏，而为阴阳气血之所赖者也。若脾胃生发之气，即少阳胆气也，胆气不疏则胃阳不发，肝血不润则脾血不藏，是肝胆之在左关者，又脾胃生发收藏之要脉也。左关不利，则右关不安。两关不利，则尺寸之脉亦必不得其平。此则诊三部九候之要法也。

看脉，三部全按，察其通身之气血，一指独按，察其各经之旺衰。然其中惟尺脉沉微难辨，且为脉之根，尤不可忽。

浮沉迟数为纲领，表里阴阳仔细分。缓脾滑大洪为火，木性弦长短涩金。革散濡微芤没里，伏牢细弱外无形。紧弛虚实无难辨，结促休将代等伦。动脉有胎还足喜，虚人豁大亦堪惊。和缓有神方是胃，力来亢厉客邪侵。总详胃气论生死，审力须知内外因。

两寸一主气，一主血，能领一身诸经络营卫。脉分两部，理却一连。如阴阳、内外、上下，不能不分，而又不可不合也。

胆脉多弦，其来有柔顺之致，则为少阳生气，其来而有亢厉之气，则为厥阴木枯之病脉。凡童子之脉多弦，少阳象也。

肝脉浮长，长者木之形也，浮者木之性也。

脉见于右手不平者，莫作外感有余治；脉见于左手不平者，莫作内伤不足治。左曰有余，右曰不足。

若脉浮大而数，宜于气药中佐以血药；若脉沉细而数，宜于血药中兼以气药。

热则流通，凡浮大数长，皆热也；寒则坚凝，凡沉小迟短，皆寒也；实则形刚，凡实滑弦紧，皆实也；虚则形柔，凡虚涩濡缓，皆虚也。

浮为在表，沉为在里。大数为热，小迟为寒。长为热，热则流通；短为寒，寒则凝结。实为邪气实，虚为正气虚，滑为血热有痰，涩为血虚有郁。弦紧为痛，弦坚为积聚。缓濡为湿，缓大为湿热。

凡虚损劳病，俱见于右尺；伤寒外感，俱见于左尺。左手不见太阳之脉太阳之脉，洪大而长，内伤劳役无疑。

内伤左脉短细而涩，右脉浮大而虚。左为气中之血，左为肝，肝生心，肝主升为气，心主血，故为气中之血也。阳气下陷，不能生阴，故血枯而脉细涩也。右为血中之气，右为脾，脾生肺，脾主血，肺主气，故为血中之气也。脾胃亏损，不能生金，故气虚而脉浮大也。

两尺无脉，是为无根，将有痰厥之患；两寸无脉，是为气闭，则有阴阳不升降之忧。一者升而不降，一者降而不升也。

弱紧数之脉，表里俱虚。弱为中气不足，紧为肺虚不卫风寒，数为血不足也。

缓为脾之本脉，缓而有力为太过，缓而无力为不足。若脾部见弦脉，为木乘土位，中气不足所致，是从所不胜来，为贼邪也；若见沉细，是水反侮土，从所胜来，为微邪也；见短涩，是火克金，从后来，为虚邪也；若见洪大，是火生土，从前来，为实邪也。凡看病先认定本部脉形，若兼见别部脉形，或从所生来者，或从所克来者，以五行之理推之，断病无差矣。

阿阿[①]缓若春杨柳，善状胃脉者也。六部俱见此象，是谓有胃气。脉紧数者，紧为表之阳虚，数为里之血虚；细数者，细则无水，数则有火；短数者，短为肺气虚，兼之以数，则火克金矣。若浮有沉无，阳气将脱。

脉细少气，气乃水母，气少则无水可知。脉大数则无火。数则心烦，是邪火有余，真火不藏而无也。

洪者，火之脉也。火之来，肝之虚也，木枯生火也。

弦者，减也。在左关为实，肝血减而肝气亢也。在尺为虚，子食母气也。尺脉短，水枯不能生木也。

六脉俱弦，肾水不足，不能平肝火故也。然欲扶肾，则于脾气有碍，宜用参芪以补脾，脾旺生金，则可以制肝而生肾，先天后天俱受益矣。故曰：医宜从虚处著脚[②]也。

凡尺脉微，寸之故也。金不生水，故水弱而尺微也。而寸脉之故，又关之故也。脾不健运，故金失养而金子衰也，生脉散要药也。

凡虚损见数脉，为胃气不足，若转缓弱，为胃气生发之象。盖缓则有宽裕不迫之意，弱则有软嫩柔和之态，象少阳春生之景也。故脉见数，宜单补脾阴以养胃气，犹可转也。肺脉豁大，须防作泻，泻而脉数，病难愈矣。一本

---

① 阿阿：垂长柔美貌。阿，同“婀”。

② 著脚：立足。

云：内伤作泻者见此为难治。

病后脉多细小。细小而和软，则有神而易痊；细小而搏击有力，则神少而难痊。

脉不可拘，如浮因表而来者可汗，浮因里而来者可下。若但知浮为表，沉为里，非善治也。故脉浮矣，而其沉分坚硬有力，则知此浮非因表固，乃里热实，火炎脉浮也，宜从其沉分坚实施治。故凡疑似之证，细察两手尺部及六部沉分，方可辨其真也。

左手寸脉旺，右手尺脉亦旺，是君不主令，相火代之，宜六味丸主之。如单左手旺，生脉散加茯神、远志、枣仁。张东扶曰：相火上入心部，宜壮水以制火；若心火自旺，则清而敛之可也。

右手寸脉旺，左手尺脉亦旺，清肺为主，生脉散加归身。如单左手尺脉旺，六味地黄丸。右手寸脉旺，清肺。右尺旺，六味丸或六味汤。左右尺俱旺，亦六味汤。

右尺微细，八味丸；左右俱微细，亦八味丸。

寸脉旺，下尺微细，六味丸。张东扶曰：下字似当作“右”，或当作“两”。

两寸脉浮而无力，宜补上焦，用补中益气汤。上焦元气足，其气一作火下降。两尺脉浮而无力，宜补下焦，用六味丸。下焦元气足，其气上升。

两寸洪而有力，宜降火，凉膈散、黄芩芍药汤、导赤散。

两尺洪而有力，阴虚火动，宜滋阴，用黄柏、知母。

两寸豁大无力，宜大补；两尺豁大无力，宜升阳散火汤。

寸脉微细者，宜温补；为阳气不足也。尺脉微细者，宜温暖。为阴气虚寒也。

二尺浮大，肺气先绝。张东扶曰：二尺浮大，知是肾虚，确缘肺金先败，不能生肾水之故。左尺微细不起，右尺带数，或浮大，病名虚损，调理二三年方得愈。凡浮大之脉见于右尺者，俱是假火，假火从内伤施治。

右尺阳中之阴，右尺脉生火有离象焉，是为阳中之阴也。若沉细数，阳中之阴虚也，当救其阴，六味丸。若浮大而有力，阴虚火动，四物汤加黄柏、知母，或六味汤加生脉散。若浮大而无力，当责其无火，宜补中扶阳保元汤，用黄芪必用肉桂，一敛一散。浮大而见豁，亦宜保元汤。

左尺阴中之阳，左尺脉主水，有坎象焉，是为阴中之阳也。若沉细数，阴中之阳虚也，当救其阳，八味丸。浮大而有力，伤风外感，发表散邪。浮大而无力，当责其无水，宜六味丸。浮大而见豁，阴气将绝，难以取效。

脉沉而有力，大便闭者，承气汤；沉而无力，大便闭者，芎归枳壳汤。凡脉沉而带数，阴中伏火也，宜泻阴中之伏火，六味丸。

胃脉见豁大，保元、四君子加麦冬、五味；见于脾脉，保元汤加干姜、白术；见于肺脉，八味丸；见于心脉，大补阴丸；见于肝脉，四物汤加黄柏、知母。大凡豁大之脉，须沉缓者可治，沉则胃不绝，缓则脾不绝也。倘非沉缓，其何能药？

凡脉豁大，外有火；沉细，里有火。六脉俱有火者，宜八珍汤和之。脉大亦火之使然。

凡脉浮大数，或两手俱浮大数，或轻按浮大，重按虚小，或肾脉重按无力不清，皆是中气不足。微紧、微弦、微数，皆系脾胃不足。

凡脉沉迟，冷汗出，险；沉细，冷汗出，死；洪大，冷汗出，立死。张东扶曰：冷汗，阳虚，沉迟、沉细，阳虚之脉。细甚于迟，故有险死之别。洪大，虚阳脱矣，故云立死。

如脾脉顿细，肾脉重按无力不清，外无表证，宜补中益气。

尺脉大于寸脉而俱有力，为阳虚阴盛，宜汗之；寸脉大于尺脉而俱有力，为阴虚阳盛，宜下之。汗则从阳，下则从阴。尺脉浮而有力宜表，浮而无力宜补。沉而有力，滋阴降火；沉而无力，地黄丸。

左脉微弱，右脉豁大有力，六味丸加五味、炮姜、益智。右尺大，君不主令，相火代之，邪火不杀谷，宜用温火生土之义，六味丸加五味、炮姜、益智。邪火不杀谷，土中无正火也，单用六味则土寒，加此三味，可以退邪火，温正火矣。张东扶曰：左脉微弱，血不足也；右脉豁大有力，阴火起也。用六味所以壮水制火，加下三味，所以敛火归原，且不令水气得以寒中也。

血证，脉见豁大无力，可延。短数、紧数、细数，豁大有力，不祥之兆。张东扶曰：脉数为胃气不足，宜补脾阴以养胃气。豁大，气虚有火。无力者，和软也，胃气犹在，故可延。短则气疾，细则无水，紧数则表之阳虚，细数则里之阴虚。有力则无胃气，故为不祥之兆。

凡身热自汗，俱属血分虚。若脉浮大无力，作阴虚治之必不效，惟脉浮大有力者，六味汤加人参。

下部见数，不得用炮姜，宜用附子升气。上部见数，宜炮姜，以其温中达下也。张东扶曰：干姜敛火归元，下部有火用之，则火固而不散。

命门脉不起，是为心之正脉，沉小亦是正脉。相不敢亢君也。豁大，心包络少血，宜归脾汤。为短为涩，俱是心包络不足。肝脉弦长，脾脉短，是为脾阴不足，宜山药、莲子、五味之类。带数，中气不足，补中益气汤。脾脉缓，肝脉或弦或紧，或弦紧洪数，俱从肝治之方愈。肺脉短涩，心脉浮洪，宜利小便，引心火下行。肺脉浮大，或豁大，或微细，纵心脉不平，亦当从肺治之。张东扶曰：心火来克肺金，宜从肺中泻火。若单治心，则肺病不除。

浮而有力当汗，无力当温；沉而有力当下，无力当补。

凡豁大之脉，俱是阳虚。张东扶曰：沉而短细数，俱从内治之。

凡右关脉缓而有力，乃胃强脾弱，用白术一钱，白豆蔻二钱，甘草五分，陈皮五分，研末，米汤调服。

脉细宜沉，细而浮，阳虚之渐，转沉为数，痨病不治。

脉弦，甘酸之剂皆可用，黄芪建中汤。

脉洪，甘寒之剂皆可用。热邪所伤，三黄丸、调胃承气汤。

脾胃脉缓，如得本经太过，湿邪所伤，除湿渗痰之剂皆可用，平胃散加白术、白茯苓、五苓散。

脉涩，燥热所伤，甘温甘润之剂皆可用，四君子加熟地、当归，生脉散加归身、山药。

脉沉细，寒邪所伤，甘热之剂皆可用，理中汤、四逆汤。寒甚，理中加附子、益黄散、养胃丸。

六脉俱弦，指下又虚，脾胃虚弱病也。

六脉沉紧，按之不鼓，一本于“不鼓”下多“膀胱胜小肠也，此水投于火”十一字。大寒之证也，宜温之。脉沉紧而涩，按之空虚，中寒证也。脉洪大而涩，按之不鼓而无力，是为阴虚，一本作“寒”。乃气血俱虚之极也。

脉缓而弦急，按之洪大，病在中，脾土受邪也。脉大则无火，脉细则无水。

凡杂病、伤寒、老人，见歇至脉者，俱将愈之证。唯吐而见歇至脉者，必死之证。盖病后而见歇至者，邪去正虚也。吐属肾，吐后而见歇至者，肾气将绝，不能续也，故知必死。

尺脉浮沉俱有力，宜下；无力则为虚，宜补。寸脉浮沉俱有力，宜汗；无力则为虚，宜升。寸脉细微，阳不足，阴往乘之，补中益气汤；尺脉洪大，阴不足，阳往乘之，补中益气汤加黄柏。左脉弦滑有力，热不退，四物汤加知、柏、小柴胡之类。右脉弦数无力，补中益气汤，或补脾阴不足。左病右取，右病左取，上病下求，下病上求。左尺浮紧有力，伤寒宜解表，汗出即愈。但有力不紧，清心莲子饮。无力则为虚，六味地黄丸。沉实为寒，沉迟为虚，宜温宜补。沉微弱则为虚，不宜直补，所谓补肾不若补脾，正与此同。沉数，阴中无阳，八味地黄丸汤。右尺浮而有力，系邪脉，后必泄泻喘促而亡。浮为阴虚，有力为邪火。泄泻，下虚不固也，不能纳气归原也。

凡脉浮取不得，为阴中之阳虚；沉取不得，为阳中之阴虚。未至而至者为实邪，应至而不至者为虚邪。短为肺气虚，兼之以数，则火克金也。学易草庐本①于《望色切脉》一篇，至“脉细则无水”一句而止，以后二十行，系东扶续书于后者，盖亦是慎斋之辞，为他门人所录，而此本未及编入，故补录之，今稍低一字，以别于学易草庐之原本。

辨证施治

凡有热病，喜热饮食，睡卧不得，衣被不可近者，俱是阳虚之病。

---

① 学易草庐本：即姚球藏本。

凡泄泻、肠风等证，小肠薄，不能传送，故渗入于大肠。

凡干燥等证，大肠虚，不能润泽，故涩滞而难出。

脾虚食不磨，有宿食则酸，胃虚饮不消，有宿饮则嘈。脾实，食消，肌滑；脾虚，体瘦，四肢不举。

汗至颈而还者，阳不发越；至脐而还者，阳气将动；至足者，阳气周流一身，病将自愈。

肺病则管身不摄，脾病则四肢不举。

凡浑身胀痛，俱属阴分血亏，大热亦属血分。微寒微热，或有热不退者，汗至颈而还者，俱是气分。气分宜补中益气汤，见证加减。血分宜芎归汤加肉桂，或四物汤加麻黄、肉桂。胸中胀满，四物汤加苏梗。

口不知味，有实热者，有虚热者。口不知谷味，中虚可知。盖谷气入脾胃，中气赖以养也，不喜非不足而何？二者各自不同。中气实则空，空则上通下达；中气虚则实，实则痰凝气滞。

如扑打损伤，服破血药不得去者，必成中满，其毒气入脾故也。

凡有表证，俱属里虚。王胥山曰：此即邪实，皆由本虚之义。盖示学者治病，不可不求其本而探其微也。至于处方定剂，则有随机因证轻重权衡之法在。苟或错会其意而以用药补散之说，为此节印板注脚，大失周氏立言救世之一片婆心，且使不学无术之庸人得起而议其非矣。

自热，蒸蒸发热，似烦非烦，补中益气汤。寒热似疟，补中益气汤加二陈。微寒微热，阴中之阳虚，宜补上焦，八珍汤加黄芪。如胸膈不宽，加入痰药。自汗微热，阳中之阴虚，八珍汤加肉桂。如腹中痛，加干姜、吴茱萸。寒热似疟，表之阳虚也。表阳者，即慓悍之胃气升于巅顶，浮于皮毛者也。升浮之气，无时或息，胃气虚，则有时不能升浮，郁于半表半里，外与太阳争则寒，内与阳明争则热，补而升发之，何寒热之有？久而不治，则胃气之升渐少，升少则阳微而恶寒；升少则降亦少，降少则血少而发热，宜八珍汤、十全大补汤治之。微寒者，阳虚也。微热者，阴无从生，虚阳无附耳。八珍阴阳并补，加黄芪，则补阳之功居多。自汗虽属阳虚，然津液少，则阴益虚，故发微热。八珍加肉桂，则补阴之功居多。

凡读书人，精神恍惚，汗出不睡，或泄泻，或多痰，病虽不一，要之皆发于心脾。盖思虑多则心火乘脾，君不主令，相火用事，倘不清其源，正其本，阳气愈陷，病气愈盛，归脾汤之类，是为对证。张东扶曰：心火乘脾，脾阴受亏，宜补脾之阴，不当补脾之阳。凡五脏相乘，各当察其阴阳，伤阴则补阴，伤阳则补阳，设或阴阳误施，为害不小。

凡人夜间多思，致睡不宁者，淡竹叶、枣仁二味煎服即安。

凡下焦有病，六味丸可通用。若遇泄泻，其要只在调理脾胃元气，又不可轻用地黄。张东扶曰：地黄能制得极熟，亦不致有坏脾气，大约泄泻者用之，监以山药、茯苓之类斯可矣。

凡泄泻属脾宜燥，脾恶湿也；属肾宜润，肾恶燥也。肾之泄泻，失闭藏之令，不能收摄二便也。王胥山曰：治泄泻之法，数言已尽，今人但知治脾，不知顾肾，宜其得失相半也。

凡治病，见证虽多，有吐只宜止吐，有泻只宜止泻。止吐后须用六君子调理，止泻后须用参苓白术散加木香调理。

凡上焦病，宜开发之；中焦病，宜和之；下焦病，宜达宜缓。

见病医病，医家大忌。盖病有标本，多有本病不见而标病见者，有标本相反不相符者，若见一证，即医一证，必然有失。惟见一证，而能求其证之所以然，则本可识矣。如头痛，发热，恶寒，筋骨疼痛，此外感实证也。然阳虚则恶寒，阴虚则发热，血虚则筋骨枯而多疼痛，胃虚、肝虚、肾虚皆有头痛之证。不是外感实证。如默默不语，四肢无力，气短身寒，此内伤虚证也。然胃实脾不运，而默默不语者有之；阴气升腾，阳不得令而身寒者有之。不是内伤虚证。种种变幻，实似虚，虚似实，外似内，内似外，难以枚举，皆宜细心求其本也。本必有因，或因寒热，或因食气，或因虚实，或兼时令之旺衰，故治寒者温之，热者清之，食者消之，气者通之，实者平之，虚者补之，再兼时令之味而病已矣。此法当知。

诸病不愈，必寻到脾胃之中方无一失。何以言之？脾胃一伤，四脏皆无生气，故疾病日多矣。万物从土而生，亦从土而归，补肾不若补脾，此之谓也。治病不愈，寻到脾胃而愈者甚众。凡见咳嗽、自汗、发热，肺虚生痰，不必理痰清热，土旺而痰消热退。四君子加桂、姜、陈皮、北五味，后调以参苓白术散。

脾胃不足，当责其无阳，亦有阳亢热不退，自汗、怕寒、四肢倦怠乏力之证。中虚表热，或潮热、自汗，莫离补中正方。表热，加羌活；腹中胀满，加附子、姜、桂、吴茱萸、青皮、神曲之类；调理，用八珍汤；气血两虚，十全大补汤；阴虚火动，脉洪大而不作泻，六味汤加人参；恶寒，八珍丸；腹痛，理中丸；虚损，虎潜丸。病证多端，颠倒难明，必从脾胃调理，乃岐黄之正法也。

诸病有吐泻见证，莫忘脾胃，虽有杂证，以末治之。气短，脉有力属实，无力属虚。气脉俱长者易治，虚损气促者难调。久病不宜脱形。若内伤虚损不足之证，不拘药之多少，宜久服有效。如药力未至，必不能成功。补中益气汤加附子，无汗加羌活。若自汗发热，保元汤加白术、桂、附、归、芍、二陈必愈。凡病日久，阳虚无疑，盖因胃失生发之气。保元，甘温退热之圣药也，舍此而用寒凉，必死无疑矣。虽大便燥结，阳陷于阴分，切勿下之。诸病必寻到脾胃之中，乃东垣之高见。胃主生发之气，七情六欲，皆足以伤胃。至于不思饮食，十二经络有一处之滞，则生发之气不行。生发之气不行，四脏皆无生气，病日多矣。医家于气血、寒热、虚实不辨，忘脾胃而投药石者十常八九，所以往往害人也。

验案

一人左手寸脉中候微数，重按无力不清，关脉中候、沉候皆有力，尺脉沉细有力。右寸中候涩，重按不见脉，关脉中候若有力，下微不清，尺脉沉数无力。此内伤不足之证，脾肺二经受病也。治以补中益气汤，使阳得生而阴得长，加盐水炒黄柏二分以救肾，加枣仁一钱以安心神。小水或热，或不利，加远志、莲须各五分以达之。

一人左寸脉短涩，乃心血不足。关脉微弦无力，左尺沉细；右寸微浮而散，右关按之若有力，举之不足，重按无力不清，右尺沉而无力，责其无火，宜大补气血，治以十全大补汤。

一人五十八岁，右脉带弦，左脉豁大有力。弦为木脉，见于右手，胃受木克而虚也。左脉豁大有力，邪火盛也。不治之证。

一妇人，年三十，左寸浮大，左关大，左尺洪大；右寸浮大，右关尺俱沉细无力。治方用山茱萸、白茯苓、生地黄各一钱，泽泻、陈皮各五分，川附子、生甘草各二分，姜、枣煎。盖浮与洪大属火，故壮水以制火，泽泻、白茯苓引火下行。关尺沉细无力，真火不足，故加附子以温之。

一妇人六脉纯阴，或二三至，或四五至见歇，此血中之气虚也。四君子加白芍、肉桂，理脾和肝，山药糊丸。

血中之气脾为主，脾土旺则上焦肺气亦足。盖脾为太阴，肺亦太阴，二阴皆赖阳以生，用桂则土温而金不寒，气血自然生发也。

一人两尺脉沉微，脾胃脉弱，肺脉中候沉涩，此火不能生土，寒在下焦，痰在上焦，必转咳嗽，然后阳气发生，方为佳兆也。用药之妙，须虚处著力，一落在实处，再难长进矣。

卷之三

二十六字元机

理

资生万物位坤宫①，忌湿宜温益理中。血气源头从此化，先天化育赖为宗。

土为万物之母，在人身则属脾胃，喜温恶湿。地黄湿滞之物，非其所宜，唯与参、苓、芪、术、甘、姜、豆蔻、陈皮、山药之类相投，深有补益，先天后天所生气血，由此而化。凡治百病，先观胃气之有无，次察生死之变化。所至重者，惟中气耳，可不谨乎！

固

一点真阳寄坎中②，固根须要药灵通。甘温有益寒无补，我笑丹溪错认功。

水中之火，乃先天真一之气，藏于坎中。其气自下而上，与后天胃气相接而生，乃人身之至宝。劳伤过度，损竭真阴，以致精不能生气，气不能安神，使相火妄动飞腾，而现有余之证。非真有余，是因下元不足之故也。火

---

① 坤宫：指脾胃。坤为八卦之一，属土。
② 坎中：指肾。坎为八卦之一，属水。

与元气，势不两立，若执丹溪法，降火滋阴，而用黄柏、知母治之，恐其愈投愈损。王胥山曰：丹溪以四物汤加黄柏、知母，为滋阴降火之妙剂，亦是一法。若以慎斋所言之证，而以丹溪之法治之，大非所宜矣。若见此证，宜温补于下，而火自归原，病即愈矣。如元气骤脱，相火亦衰，脉微足冷厥逆，名脱阳证，更宜大剂温补，缓则不能救矣。

润

肺为华盖主皮毛，金体由来畏火烧；便竭皮枯津液涸，滋干润燥见功劳。

润治之方，其理不出乎滋阴润燥，流通血气。夫人身之中，水一火五，阳实阴虚。若嗜欲无节，以致肾水受伤，虚火为患。肾虚恶燥，或前后闭结，或痰在咽喉中、干咯，此皆津液不足之故，而火动元阳，焉能全其化育？理宜补养肺金，使金水相生，肺金，钱本①作“肾中之金”。自然出入升降，濡润宣通，何愁病之不愈哉？

涩

脾实生痰滑泄，肾虚气弱多溏。遗精失禁便不藏，温涩相投切当。

涩治之要，其理不出温补、健脾、行湿。凡脾湿生痰，以二陈加参术、香砂之类。肾虚失禁，或溏泄，或多

① 钱本：指钱登谷藏本。钱登谷，清代医家，著有《明易调经胎产秘书》八卷。

溺，俱宜温补于下。但下虚滑泄之证，非独健理坤位，亦宜固守坎宫。盖肾为胃关，关门紧固，则二便分调，自无不藏之患矣。王胥山曰：大便滑泄，亦有因脾湿生痰所致者，宜以二陈治之。若下元虚弱者，舍温补更无别法矣，故分别言之。慎斋以温补为涩字元机注脚，盖以脾肾两固，则二便均调，启闭有节，自无鹜溏①峻泻、关门不禁之患。涩治之要，莫尚于此，与世医之专用芡实、金樱、诃子、粟壳之类为涩药者，相去远矣。

通

痢疾泄痛用通因，验色分明辨久新。寒则当温热当下，有余不足妙如神。

通治之法，不出于泻利二端。若泻利后重逼急，而痛太甚，速去无度，或滞不行，或身热色赤，此等理宜急下。如不痛者，此乃积也，所有不通旁流之物俱宜下之，所谓通因通用之法也。若用止药，则泻愈甚而病愈增矣。至于痢久色白，或兼红色，气息腥秽，身冷脉弱，下泄无度，腹痛喜按，切忌芩、连、栀、秦寒凉之剂，急用桂、附、干姜温补为要。若泻久而鹜溏者，亦宜加参、苓、山药之类温之。古云“诸积诸痛，喜温而恶寒”者，斯言信矣。人有贵贱，贵虚而贱实，尤宜识此。王胥山曰：贵者多虚，贱者多实，凡病皆宜识此，不独泻利一证。慎斋特于此条发其例耳。夫富贵之人多劳其心，又耽嗜好，故有病者，其正气多虚。贫贱之人只是劳力，但于风雨、寒暑、燥湿不能避忌，故其病也多本邪实。此

---

① 鹜溏：病症名。指大便水粪相杂，青黑如鸭粪者。

人事之固然也。若贵者之先天充实，或者培养得宜，而贱者于劳力之外兼复劳心，又或纵欲无度，则虚实之形必自相反，不可执一而论。

塞

塞因之法妙难传，疏启中间峻补兼。此理若能知得透，谁云医道不通仙。

塞治之法，甚则骇人耳目，可谓难也已。谓气无补法，人皆慎之，殊不知下气虚乏，则中焦滞实。盖肾为生气之原，若先天气乏，不能与后天胃气相接，而喘胀生焉。故胸胁满甚，不若疏启于中，峻补于下，乃前贤之准绳。其功有捷径之妙，笔不尽述，惟知脉者能悟之。且用药之法，轻则泛上有碍，重则降下无妨。人参随下焦药亦入下焦，不可不知。

清

清肺甘寒味最良，水金滋养此源长。如加辛燥纯凉剂，便使真元气自伤。

肺为五脏华盖，统摄诸气，运行不息，乃至清之分，秋毫难犯，所最畏者火也。苟或心有伤感，以致肺中火动，中焦之气必伤，而咳血嗽痰之患作矣。夫金受火制，则无健运之能，而百病生焉。药宜甘寒滋养，使子母相生，不受火刑，其气自清，乃为良法。辛燥纯凉之剂，不宜轻用，用之稍过，则反伤其气。必须察其脉之虚实，脉如不足，虽有痰血，亦宜温补真元，切忌寒凉。凡衄血、吐血，势未甚者，当行从治，补中益气汤加麦冬、五味之类为宜。若用寒凉，理无是处。

扬

外感风寒咳嗽，身多发热头疼。或兼火郁在诸经，发散轻扬以定。

四时感冒风寒，时行疫证，实非真伤寒。初感则入于太阴肺经，故咳嗽痰多、鼻塞，或头疼、发热，状似伤寒，钱本作“有似外感重而内伤相夹者一样”。不可遽用甘辛发汗，但当察其脉之虚实，验其证之有余，以轻剂兼风药引而扬之，如葛根、升麻、荆芥之类，参苏饮之属，或兼火郁，少加清凉亦当。

逆

人火分明势缓然，寒凉灭伏药相兼。两途虚实应须别，莫使差讹致倒颠。

《经》云：微者逆之①。人火者，乃心火也，其势不速，可以水灭湿伏，黄连之属可以治之。用寒以益心，此之谓也。张东扶曰：心之真阴伤，然后君火炽，用寒以益心，非为心属火而用凉以折之也。亦救其心之真阴，而火自静耳。且真阴藏于离宫②，故曰神阴，与相火治法大相远矣。复言可以用寒之故。张东扶曰：火旺于南。南，离也，心也，而真火实生于肾。水旺于北。北，坎也，肾也，而真水实生于心。名虽曰逆，实正治

① 微者逆之：语见《素问·至真要大论》。

② 离宫：指心。离为八卦之一，属火。

之法也。

从

龙火飞腾大速，遇寒光焰滔天。惟其推折势难兼，邪退正随管见。钱本作“难将凉剂去推安，从治今人谁谙”。

《经》云：甚者从之①。从者，从其性也。盖龙火者，相火也，其势大烈，不可水灭湿折，从其性而伏之，惟桂、附、姜之属可以治之。庸工不识此理，凡见火病，不分阴阳，不辨虚实，确谓知母、黄柏独能补肾滋阴，不知阴气化火，火势愈强，是不明龙雷之性，逆从之道也。末二句钱本作“真阴在坎，却与心火同治。”谬矣。

求

呕逆声频气有余，欲餐难入费踌躇。寒因热用无他技，姜制栀连倍竹茹。

求者，求心火之有余也。盖心为君火，不戢②则自焚，自焚则死。况真精所藏之位，性喜寒而恶热。太仆③云：寒以益心。诚哉是言也。又云：呕逆生而食不得入。有火之病，宜求所谓寒因热用，是其法也。

责

寒动乎中因肾虚，肾虚阳脱气难拘。须知地户宜常

① 甚者从之：语见《素问·至真要大论》。

② 戢（jí及）：收敛。

③ 太仆：即唐代医学家王冰，自号启玄子，相传曾任太仆令，故亦称“王太仆”。

闭，失禁令人必丧躯。

责者，责肾水之虚也。人之两肾，为一身精气所藏之处。经云：天门常开，地户常闭。天门，谓口鼻；地户，即肾之开窍处。故知两肾乃先天水火之窟，元气之厚薄于此分焉，形躯之寿夭由此判焉。善保养者，使火不妄动，真气不损，存守于中，乾坤不息，与胃气相接，何病之有？王胥山曰：真气即是肾中元阴元阳之气，相火一动，真气自泄，相火不动，则真气静存于内，生化无穷，尽根于此。不善养者，劳欲过度，真气漏泄，相火横行，邪气无制，于是百病生焉。又肾虚则寒起，若真阳脱而作泻者，是门户不禁也。脉存者生，脉脱者死。药宜峻补于下，缓则不能斡旋矣。《经》云：热[1]之不热，是无火也。食入反出，是亦无火也，并温之。温之不愈，其死速矣。一作“温之而不愈者有之，未有不温而能愈者也”。

缓

久而增气理悠长，缓治中和物化常。脾胃相通辨谷气，药如偏胜不为良。

《经》云：久而增气，物化之常，气增之久，夭之由也[2]。此言药之气味，治之缓急，出乎医之调燮也。盖胃中清纯委和之气，偏与谷肉果菜相宜，即参、术亦有偏胜。此先哲之格言，自当视其病之缓急，而治亦如之。夫

---

① 热：原作“爇”，据大成本、《素问·至真要大论》改。

② 久而增气……之由也：语出《素问·至真要大论》。

病有新久，新则势急，宜治以重剂；久则势缓，宜调以轻剂。一切内外伤，邪气已退，药宜间服，当以饮食调之，于中有缓急之意存焉。若服药过度，反伤其气，病益绵延不愈，或者反致增添新病。医须识此，庶无虚虚之害矣。张东扶曰：此条乃治病最要之法，今之医率不讲矣。

峻

势急难施缓治，邪实重剂相当。理中承气斡旋分，用者验如神应。

峻治之法，死生所系，应若发机[1]，胸中无一定之见不能用也。如虚则理中附子，实则承气大黄。若能知虚实而善用其法，可谓上工也矣。又患似伤寒，应汗不汗，其势不解，心中烦躁不安，势已极矣，宜大剂补中益气，加麻黄、姜、附，一服即解。此皆峻治之一法也。

探

初验难分真伪，欲施攻补狐疑。全凭一探实和虚，此是医家妙计。

凡治病，内外不辨，又虚实不分，妄施药物，服之不能保其无失。医家通活变者，临证察脉之时，问前医所用何药，作何调理，若果能见其实有失处，我则对证施治，必无不效。王胥山曰：前医用药未效，后之接手者多务翻案以求胜之，久寒则用热，久热则用寒，久泻则用补，久补则用泻，以为讨巧

① 发机：拨动弩弓的发矢机。

出奇之计，然而脉与因故在也。苟据脉审因，确见前医识力未到，自当改弦易辙，以正其误。若不据脉审因，而妄生歧论，只图求异于前人而网其利，竟置病人吉凶于度外，其居心不可问矣。嗟乎！惟有初治之时最难，虚实两途，犹豫未决。张东扶曰：古人知其难而难之，今人知其难而易之，亦并不知其难也，冤哉！知机者，用意调和，如按琴瑟，药中则气和，自然之理。但实可受寒，虚可受热，攻补之诀，在其中矣。

兼

实虚相杂损元阳，攻补兼施细酌量。先理脾家为切要，气行无滞补何妨。

兼治之法，攻补并行。气血两虚，四君、四物，如挟痰，兼二陈。若过用凉药，又伤饮食，致损脾胃，或吐，或泻，或腹痛，或胸胁满闷，怒气挟食伤肝，皆损中气，虽兼内外劳伤，头痛发热，务以调理脾胃为先。凡治吐泻、腹痛、满闷等证，先用温补，加香砂辛热之味，使诸证平复，而脾气运行；再用纯补之药，以俟汗解而愈。古云：气滞物伤，补益兼行消导。此之谓也。

候

伤寒表实汗为难，火数如逢发等闲。王胥山曰：火数谓七日及十四日之期，病证多于此候转机也。未至其期，强发其汗，汗或不出，或虽有汗而病仍不解。若至其期，用药中的，应手取效矣。发等闲，言发汗之不难也。历代明医无此诀，于今说破妙机关。

外感有余之证，必身热头疼，恶寒无汗，乃表实之故。虽言表实者理宜发汗，然服发汗药而汗不出，不宜再发其汗，候逢火数，其汗必出，或作战而汗，亦有不战而汗者。若战汗时，药宜用温补以一助之，要使正气胜其邪，邪汗出而愈。如火数未至，将药强发，虽汗亦非自然之汗，不免反伤其气，其病反甚于前。历代明医不立此法，是亦不传之妙诀也。

有汗当止，无汗当候。或兼吐泻，亦当调理中宫，或虚实相兼，攻补互用。钱本于“验”字条下有此数句，盖亦慎斋之言，而草庐本不载，今改附录“候”字条下，稍低一字，以别于草庐本。

夺

临证随机立见高，宜攻宜守辩[①]分毫。心存专主人司命，急夺乾坤造化标。

《经》云：精气夺则虚[②]。又云：夺血者无汗[③]。汗即血所化也。夺之为言，重虚之谓也。精气夺，夺血者，宜守之，毋再伤其精气血。又《经》云：土郁夺之[④]。夺之即攻之谓也。言土郁者，宜攻下之，令无壅窒也。宜守宜攻，辩得分明，自无虚虚实实之祸矣。王胥山曰：病有危急，

---

① 辩：通“辨”，辨别。仲长统《昌言·理乱》：“目能辩色，耳能辩声。”

② 精气夺则虚：语见《素问·通评虚实论》。

③ 夺血者无汗：语见《灵枢·营卫生会》。

④ 土郁夺之：语见《素问·六元正纪大论》。

而虚实介于疑似之间。治之苟失其宜，虚虚实实，死亡不旋踵①矣。惟深于理法者，辩之明而察之，审宜守宜攻，确然不惑，独排群议而急救之。所谓夺者，乃夺之死地而置之生，夺之危地而置之安也。其引经文，不过取以为攻守二途作一引子，于夺字元机不甚紧对。盖精气夺则虚，血夺者无气，二“夺”字当作“失”字解。土郁夺之，此“夺”字当是夺而去之之义。详玩诗意，细绎经文，其离合当自得之。

寒

恶寒战慄非寒证，阳亢精微积热深。莫使毫厘谬千里，总须著意个中寻。

恶寒之证，有阳亢而见阴证者，此假寒真实热也。若真寒之证，其脉为迟，为微，为弱，气虚欲脱，足冷厥逆，自汗自利，此急宜温补之，真寒证也。若热极而恶寒者，脉必有力，宜用承气汤下之，寒因热用之法可施也。

热

恶热因非热，元虚气自伤。莫教从实治，须用补虚方。

恶热之证，有元气受伤，邪火独盛而恶热者，所谓“火与元气不两立”也。温补真元，其火自退。盖此是阳虚火动，而非真热之病也。真热之病，脉多洪大有力，身热谵语，大便燥结，口渴无汗。钱本于此下有“得井水探之不逆，亟当重下无疑”十三字。张东扶曰：大便燥结，口渴无汗，阳虚

① 旋踵：形容时间短促。

火动者亦有之，当合上二句参看，方得真情实证耳。若元气受伤而恶热，虽有便燥、口渴外象，而脉大无力，宜人参、麦冬、五味、山药、杞子、肉桂、细辛、生地、甘草、白芍、归身之类治之。

补

阴盛阳衰气薄，喜温恶冷通情。医能识破个中因，起死回生有应。

《经》云：气血者，喜温暖而恶寒凉[①]。盖温暖之味，得生长之性，多补；寒凉之味，行消杀之气，多泻也。且万物生于土，土爰稼穑，稼穑作甘，甘则能补。脾胃为后天气血之原，治病而能用甘温以补土则效多，但行补之法，宜先轻后重，不及可加，太过则反剧矣。详观近时气化渐觉衰薄，人身一小天地也，自然相应。凡百病证，多宜温补，少宜凉散，阴盛阳衰之理静验已久。本此治疾，见效甚多，此实心得之妙也。钱本于此条内多此数行，而草庐本无之。盖亦慎斋平昔之言而门人所记录者，今附录于后。

泻

实病因由汗不宜，脉应证对法当权。休将忽略轻生命，诀有言传出自然。

泻者，泻其有余。有余者，邪气实也。泻实之法，有汗、吐、下三法。病在上者，或寒，或食，或痰，并宜吐

① 气血者……而恶寒凉：语出《素问·调经论》。

之。邪在表者汗之，邪在里者下之，此皆有余之证，当及时施治，不可因循。盖补泻二字，寒热从之，医中之秘，的在于斯。泻法先缓而后急，不及可再攻，太过恐难复旧，然亦不可确然竟以攻下为长策。盖商鞅治国之法，原非治平之正道也。有余之证宜霸，不宜王法，当下不可因循而失，或不当下而下之，祸不旋踵。又云：补则补其不足，泻则泻其有余。脉有虚实，证以明之。钱本有此一段，而草庐本无之，今附录于后。

提

气虚下陷因何故，劳损伤神理必然。闭脱两般无所据，全凭提固法相兼。

胃气在中，肾气在下，二气相接，周流运行不息，何病之有？一或有伤，而气虚下陷之病生矣。故肝肾之阴不能升，心肺之火不能降，则有闭结之患。张东扶曰：肝肾之阴不升则上燥，心肺之火不降则下寒。须先行通和，兼以升提。如或不效，即宜温补真阳，其气自然通达。又如妇人血崩，下气虚脱而患泻泄者，皆宜峻补兼提。《经》云：出入废则神机化灭，升降息则气立孤危[1]。盖天地人一也，而生生化化，莫不由此一气之升降，所以提则春气生发而元气运行也。

越

食塞胃中气不调，越因越用法为高。若然反出因无

① 出入废……气立孤危：语见《素问·六微旨大论》。

火，温补中宫积自消。

凡饮食不匀，有伤脾胃，以致停滞不化，兀兀[①]然有欲吐不吐之状。若吐出其物，其患自除。又痰在中焦，妨碍升降，心下泛泛然，或兼恼怒，则郁闷难舒，一吐即愈，皆越因越用之法也。若食入反出，王太仆云：是无火也。内必兼寒、兼积，法宜温补中宫，用理中汤去甘草，加乌梅、生姜消痰之药。钱本多枳壳一味。此则越法之内而兼调中之意者也。

应

治法中间有四应，四应得法可回生。汗温吐下应无失，失却相应命不存。

治病之法有四：汗、温、吐、下，乃医家之准绳也。应汗不汗，失也；汗之不汗，天气不通矣。应温不温，失也；温之不温，阳气脱矣。王胥山曰：虚不受补也。应吐不吐，失也；吐之不吐，胃气竭矣。应下不下，失也；下之不下，地道不行矣。凡用汗、温、吐、下之药而病仍不应，俱死兆也。故曰：顺之则生，逆之则死。

验

医家临证要分明，察色观神识死生。腹痛按知虚与实，还凭验舌听声音。

诸证先观形色，次察声音。《经》云：色之与脉，当

---

① 兀兀：静止貌。

相参应[1]。五色有四季之分，惟土为正色，色中见黄，脉中见缓，乃为有胃气。黄为土色，土位中央，五色之中，稍带微黄，方为佳色。色不可红，色纯红者，真脏色见也，见则死矣。王胥山曰：色纯红者，乃阳气外越之征，故见则必死；真脏色见者亦必死。然真脏色青、黄、白、黑皆有之，不仅红色一种。故真脏色不见，知其尚非死征。若脉气带缓，面色带黄，知其胃气未败，未必死也。目者，一身之精华所萃，色藏于内而发见于外。有神则精明光彩，黑白如常。实则阳光闪烂，虚则阴翳朦胧。若失其神，则昏昧不明，远近不辨。再察其脉神存否如何。或两神俱失，决死无疑矣。舌者，心之苗也。红为热；白胎为寒；色紫者，心火亢极而实热也。再察其脉，果系有余，法宜急下之。舌黑色者，热极而无生意也。色黄兼下利，而唇口碎裂，是为水涸，非实热，乃假热也。由肾之真阳虚极不能化生津液，理宜大剂温补，稍带甘寒，使金水相生，则燥解而生可回。若用纯凉，反泻真阳，其死决矣。又凡舌短兼囊缩，脉有力为热，脉虚为寒，则死无惑焉。声音从丹田中出，其音嘹亮，则有神矣。若含糊声嘶者，痰火盛也；前重后轻者，虚也；前轻后重者，实也；出言骂詈[2]，其声雄壮者，胃热也；病重失音，死证也；病久不语，虚之甚也；能语，则病方愈。谵语、郑声及呻吟者，皆阴虚中不

① 色之与脉……相参应：语见《难经·十三难》。

② 骂詈（lì 厉）：斥骂。

守，非佳兆也。诊其脉，有神可生，无神者死。喘息者，痰也，治当清金降火。如不效，据脉审因，宜从温补，肾温火降，喘必缓矣。若兼外感，亦应发散。按腹之法，所以验虚实也。按之不痛者虚也，诊其脉果不足，身虽发热，理宜温补。按之痛者实也，脉果有力，宜急下之，方愈。

人之天庭倾倒，死证也。盖天庭为阳，阳不升，则阴不生。有形之体属阴，阴不生，则形亦坏不存，故知其为死证无疑矣。

诗曰：行医不识气，治法将何据。堪笑道中人，未有知音处。见痰莫治痰，见热莫攻热。喘生休耗气，见血不清血。无汗勿发汗，遗精莫补涩。明得个中机，便是医中杰。

卷之四

用药权衡

用药如用兵，医之有方法，如兵之有军法也。医用药而无准绳，犹将之用兵而无纪律也。凡用药须择一味为主帅，其余分佐使而驱用之。治上必达下，下病必升举，法固然也。若治病无法，虽轻病亦不宜措手。如有邪，固宜攻邪，攻邪而邪不退者，因正气虚，不能胜邪故也，必要扶正为主。正气足，邪自然不能藏匿，求路而出矣。然又必顺其开窍，令邪得有出路，而其出无难矣。如补中益气汤，加羌活、防风，头痛加川芎、蔓荆子，使邪从汗散。若自汗表虚，邪因虚入，补中正法，无如缓治最宜，或补中，或保元，加桂枝、白芍，因表虚也。故正气未虚，邪气独盛，邪在于表，当却邪而存正，作伤寒治之。若病久则不可用此法。寒热往来，仲景用小柴胡汤，黄芩清肺，柴胡行表，半夏豁痰，甘草和中是矣。又用人参者何？为肺虚也。内热见渴，病在上焦，加麦冬、干葛。热而不渴，是未达也，加猪苓、木通。五苓散，散表之里药，白术、茯苓各一钱五分，猪苓、泽泻各二钱，四味是矣。又用肉桂者何？是暑热之药能行表里，热饮通表，水调达下，烦渴饮水过多，水入则吐，心中痰湿在内，即当利之。五苓用肉桂，补中用升麻，当知其为引使通达之妙也。潮热，病在上焦，宜表；病在中焦，宜理；病在下焦，宜升不宜降，宜缓不宜急。使血气归于中道，斯无偏胜之患。

诸药方有用气留味者，有用味留气者。如补中益气汤，用之入阳分以补气，黄芪、当归气厚者宜重用，人参、白术味厚者次之，升麻、柴胡升散，陈皮破滞，俱于气不利，用之宜最少。故味先而气后，后至者成功，是为用味留气。用之入阴分以补血，人参、白术味厚者宜重用，黄芪、当归气厚者次之，升麻、柴胡提气，陈皮行气，俱于血有益，用之不妨多。张东扶曰：提气所以有益于血者，阳生则阴长也；行气所以有益于血者，气行则血生也。故气先而味后，后至者成功，是为用气留味。自余诸方，大约仿此而已。

补中益气汤，升麻、柴胡升提走表，黄芪、陈皮气药，余皆血药。凡服温补药，调理莫过于参苓白术散；服大热药，调理莫过于八珍散。

凡病先用热药太过，现出热证，用清凉和解，二三剂即愈。用寒凉太过，现出寒证，用温中理脾，三五剂即愈。

上通益气汤，下达六味丸。

如用补中益气汤。汗少，肺气不开，重用黄芪；汗多，里气不守，重用人参；热不退，重用甘草；脐以下无汗，加黄柏三分；浑身拘急作胀，加羌活、防风；不拘急，但作痛，宜用附子。

如保元汤、益气汤、归脾汤，用木香同煎，令其气味浸入，则能助参、芪成功，是谓补正却邪。四君、十全大补用木香，但以汤磨冲和药内，不入药器同煎，令其气味不散，则能行参、芪之滞，是谓去邪存正。

用干姜不得用莲肉，一清一温，则温者力减，不能见功。

暑月用滋阴药，必用燥药调理；用燥药，必用滋阴药调理。

胃有邪火，宜养不宜燥；胃无邪火，宜燥不宜养。养者，养胃阴也。张东扶曰：此二语殊不然。脾宜燥，胃不宜燥，不必定有火也。经云：胃为多气多血之海，燥则气增而血耗矣。故胃之治法始终宜养，不可偏言燥也。王胥山曰：谓胃无邪火，宜燥不宜养，若以胃家有停饮者当之，此理亦是，未可驳其非也。学者看书，须有圆通之法，自然四通八方，路路皆达矣。

表里不清，但用补中益气汤。病久不愈，俱宜八珍。若附子，必无热证方可用；干姜、肉桂，必是寒证方可用。血凝气滞，表上焦热，升阳散火，补中益气，调理莫过于参苓白术散。散火调理，莫宜于八珍。补中益气加附子合和中散，内伤尽矣。十全大补合二陈汤，脾胃尽矣。

凡有湿热在上焦者，用茯神、远志，能使浊气下降。在中焦用之，能使清气上升。

参苓白术散，大人、小儿俱宜之药。用砂仁，所以行滞燥湿，不可无也。

其人素见阴脉，服补药不合者，以其阴中之阳虚也，宜补阴中之阳，用八味地黄丸。倘脉见数，是为细数，细数者不治。

其人素见阳脉，服热药不得者，以其阳中之阴虚也，宜补阳中之阴，用补中益气汤。倘脉见数，是为弦数，弦数者无妨。

人参、黄芪、甘草，退热之圣药也，不有细辛，其何能使肾水之上升？不有干姜、肉桂，其何能使邪热之发越也？王胥山曰：此为治虚邪、寒邪者言，与治实邪、热邪者迥异。

肺气宜敛，有不可敛者，痛不可敛，胀不可敛，浑身肿胀俱不可敛。有不可开者，嘈杂不可开。如治消中，不宜莲子之类。

上焦血虚，当归、肉桂多用，白术少用。中焦白术多用，血燥则与归身并用。下焦血虚用熟地、肉桂，涌泉火起用黄柏。

四君加用木香，治滞气在胸中。四物加用沉香，治动气在脐下。若气虚，不用木香用黄芪；血虚，不用沉香用肉桂。

补脾兼补肾，如腹痛腹鸣，脾土虚寒可知。而或肾亦虚寒，倘专一补脾，未免有土克水之患，故用药有兼施焉。山药、白茯苓、干姜，所以补脾者也，而补骨脂、大茴香、肉桂、杞子、熟地，则补脾之中兼以补肾矣。所谓补脾兼补肾者如此。

补肾兼补脾，如小腹胀满，肾气虚寒可知。而或脾亦虚寒，倘专一补肾，未免有水来侮土之患，故用药有概举焉。补骨脂、肉苁蓉、大茴香、肉桂，所以温肾者也，而干姜则温肾兼温脾矣。所谓补肾兼补脾者以此。

补脾兼补肾，不宜用白术；补肾兼补脾，不宜用熟地。又二治法俱不用小茴，恐其行肾气也。钱登谷曰：久泄则术反不宜，以其燥健能渗土中真气也。故脾病久者，必兼补肾，若脾中有湿，又不可拘此。

凡嘈杂，脾阴不足，山药宜多用；火旺，甘草宜多用；大便艰、血燥，当归宜多用；心不宁，莲心、苡仁宜多用。忌生熟地，脾恶血药故也。

阳虚下陷，填入命门，上无气以养而枯槁，大升大举，使气上归于肺，皮毛遂润泽。盖阳不可下陷，下陷则阳为火而阴气绝矣。阳升则肺气下滋，气归于肺，泽及皮毛矣。

调理脾胃，有治理、调和、养补之不同。用山楂、神曲、麦芽等药谓之治。用消克之药以攻其病，是治贼邪也，故云治。用四君子汤谓之理，是清理之也，故云理。用参苓白术散加益智谓之调，此药能上、能下、能中，故云调。用四君子汤，寒加干姜，热加川连，谓之和。有热去热，有寒去寒，故云和。四君子汤等分用之谓之养。等分均平，不攻不入，故云养。补者不必正治，但补肾，令脾土自温，谓之补。补者，补其母也。土之母，命门火是也。

六味丸汤，用山药、白茯苓，皆脾经药也，如单补肾，不宜加入。张东扶曰：此论殊不然。山药涩精固气，白茯苓极降肾逆，俱是肾经对证药。古人用此专以补肾而兼以补脾，所谓治病莫忘脾胃者此也。若六味去此二味用之，便不成方矣。

命门脉实，六味丸；脉弱，八味丸。如痰嗽、腹胀者不宜，咳嗽、夜间舌干口燥，亦可酌用。口干不渴，血虚血燥故也，宜芪归汤。

凡用温暖药，细辛切忌用之，以其引阳气上升故也。

脾多血少气，患其不醒，药味带醒则入脾矣，如四君用陈皮之类。胃多血多气，患其不举，药味带举则入胃矣，如四君、八珍用半夏之类。

药有必不可用者，如肝病之于白术，脾病之于当归，肺病之于生地，肾病之于桔梗，心病之于桂、附，此则必不可用者也。有必不可已者，如纳气用地黄，脾病用茯苓，肺病用参、芪，肝病用白芍，肺火用门冬，心火用川连，胆火用黄芩，肾火用泽泻，小肠用木通，大肠用萆薢，膀胱用羌活。有其证，不可不用其药也。纵有未宜处，亦当以他药制之，如藏附于术、藏附于乌药、藏桂于芍之类也。

所谓热因寒引者，如用热药，佐以辛凉，则由表达里，荣卫和而热者不燥。所谓寒因热引者，如用寒药，佐以温热，则上通下达，炎焰消而寒者不滞。故退热用紫苏、葛根、前胡、桔梗，攻热用黄连一分、炮姜四五分之类。

病在肝用白术，则引肝邪入脾；病在脾用当归，则引脾邪入肝。盖白术走脾，当归走肝故也。脾虚亦忌当归、白术，用之反致胀满。

凡腰痛、小腹痛者，阴中之气滞，用小茴、补骨脂行气破滞。阳痿多属于寒，锁阳固精，苁蓉壮阳，菟丝子添精明目，杞子升发阳气，随见证用之。腰以下脚膝痿软无力，多属湿热。若大便结燥，四物加苍术、黄柏、虎骨、龟板、汉防己之类。脾胃虚，四君子加入前药。腹胀用苍术煮白术入药，参苓白术散亦可。骨髓中热，加知母、杜仲，补脾阴之不足，且能走肾。诸药得牛膝下引，能退骨髓中邪热，而助诸药成功，故曰牛膝下部药也。

用川芎不得用牛膝，嫌其行血行气也。如气血大虚，十全大补汤加杜仲、补骨脂、枸杞子，勿用牛膝。

凡用阳药宜和，阴药宜急。行气药宜少不宜多，少则效，多则无效。

凡发散药内，不得用白术，白术性滞入脾，反能令邪气滞而不散也。

凡怒气伤肝，不可用白术，当用人参、黄芪、五味清理肺气。

凡用药必须求得君药。如浑身胀痛，羌活为君；血病，当归、肉桂为君；气虚，人参为君；表虚，黄芪为君。余仿此。

汗后虚烦不安，麦冬五钱，黄芪二钱，当归二钱，甘草、五味各一钱，煎服。麦冬引甘草，泻心中之火，加灯草之清空，则麦冬、甘草降火下行甚速。

凡病势已亟，议用姜、桂、附子热药，须脉带缓沉无力，或豁大而胃气尚存者可用。倘脉细小数，外现气促神昏、形脱音哑、自汗潮热、泄泻者，切忌用之。

防风、黄芪所畏。用黄芪，则防风只可用一分，多则反致不效。用羌活，须用归身制之。

凡病和之不足须补，补而不愈宜发。

中气足，则清升浊降，诸病皆愈。倘宜用寒凉药，须用一二味引入小便去，能使中气不寒。

伤寒证中，须知有内伤；杂病证中，须知重脾胃。胃气不伤，百病皆易痊。

五味味酸，从参、芪、甘草则入脾，助参、芪补上焦元气，宜槌碎、少用。从当归、麦冬则主收敛，助归、麦滋下焦阴气，宜全用、多用。入温肺汤中，收敛下行，补益真阴，桂、姜导火，藏于九地[①]之内，反不热而凉矣。

木香行痰导气，磨服；入补药，煎服。

升麻升气，用三分，气可升至胸，用五分，可升至

① 九地：指地的最深处。

顶，过此不可再增矣。

黄连去心肝之火，引入心用一分，引入肝用三分，俱不宜制。若酒炒入肺，则能引热入肠胃，慎之！

黑山栀清中带补，泻肺、肝、脾三经之火，胃口痛尤宜多用。

伤血重用芍药，伤气重用甘草。白术水煮烂成饼晒干，能补脾阴之不足。鹿茸温肾，其性走而不守。白胶温肾，能走表上巅顶。鹿角霜能补气血两虚。胡椒由里达表。花椒由表达里。荜拨但能温肺。肉豆蔻温肾，宜去油。白芥子破胁下痰积，不可轻用。萝卜子破痰破气。苏子下痰下气，且能发散。

马兜铃，大寒之药，用以治咳，取其清空。紫菀补血补阴。款冬劫药，必须斟酌用之。

川芎、补骨脂二味，殊不宜轻用。一则太窜散，一则太窜燥，最宜斟酌。

槟榔、枳壳，俱行气破滞之药。如胃口作痛，用良姜温散，不有槟榔，其何能使郁积下行？上焦虚弱，用参、芪温补，不有枳壳，其何能使胸膈无滞？

专于补益，而不加之以行气，补益者何能成功？偏于行气，而不先之以补益，行气者何能获效？

车前子退热，利小便。瞿麦利心经湿热。萹蓄破血，主赤淋。

沉香行血中之气，小腹滞痛者宜之。肉桂与沉香同功，且能补血。血滞者用沉香，血虚者用肉桂。

蟹爪能去死血，下死胎包衣。

香附开郁行滞疏肝，故能止疟。桃仁、元胡索俱为破血之药。然香附见元胡索则破气，香附见桃仁则破血。

红花凉血，丹皮退热，不可混施。

炮姜、肉桂所以温胃也，见吴茱萸则温中。四君子所以补脾也，见丁香则温胃。止呕吐必加槟榔，则胃可温而吐可止。厚朴走小肠经，小肠久泻，虚薄者最宜。若欲温胃，必加生姜，方升而不降。草果其性猛烈，破积气痰食。冻米温中，白糖温中，益智暖丹田，红曲健脾进食，毕澄茄温胃去湿。

蜜糖开肺润皮毛，沙糖动胃利小肠，饴糖润脾泽胃，白糖温胃，大便泻者相宜。

益智温肾且入胃。鹿茸温肾，其性下走。肉苁蓉壮阳。肉桂行血、生血、温血。巴戟温肾。以上数味，俱命门之药。命门乃阳中之阴，用之于所不当用，恐动大便。锁阳、菟丝、鹿角胶、鹿角霜、补骨脂、小茴香、枸杞子，以上数味，俱少阴肾药。肾乃阴中之阳，用之于所不当用，恐其火起。

苁蓉补肾中之阴，菟丝子补肾经之阳，杜仲平肾经气分之湿。益智温肾，与山药同用，则不起火。

上焦满闷，用紫苏、杏仁、陈皮；中焦满闷，用炮姜、肉桂、吴茱萸；下焦亦同中焦，但加小茴。上焦热用栀子，中焦热用黄连，下焦热用黄柏。上焦虚用保元汤，中焦虚用补中益气汤，下焦虚用地黄丸。上焦嘈杂用生地，中焦嘈杂用山药，下焦嘈杂用熟地。

气结涩，苏梗、杏仁；血结涩，桃仁、红花。木瓜淡能利湿。青皮泄肝气，不使之上升。枳壳解肝结，利气。防风为却风润剂，去肝家气分之风。蒺藜去肝家血分之风，益心火，制肺金，所以疏肝。萆薢去肾湿，亦平肝家血分之湿。山栀清肝火。柴胡清胆火。郁李仁清利胆气，解胆结。白莲花藕润心经气分之燥。牛乳润心经血分之燥。防己泻血分中湿热。杜仲、泽泻，久泻可用。葶苈得大戟，则逐水之功愈大。赤石脂入心、小肠，性涩可以止脱。气脱者为虚寒，则涩从温可知。丁香温胃。干姜和中。牛膝利小便行血，同补肾药，去湿热，理下焦之痿弱。晚蚕沙去上焦风湿热。制香附治走气痛。吴茱萸性下。若脐腹作胀，知气已下陷，多用之，气愈陷，故行气者用一分。脐腹作痛，邪气已滞，少用之，恐邪气难开，故破气者用三五分。大茴、小茴俱辛温，小茴走少阴与气海，大茴入厥阴肝经。

四物汤加黄柏、知母，去血积、血块、血鳖，加肉桂行血，气得上升，而诸积从小便出矣。

八珍汤，人参与当归相并，川芎与甘草相并，白芍与白术相并，茯苓与生地相并。用川芎，不得用生地、熟地；用人参，不得用茯苓。以上下相制，不能专用其力也。

纳气法，有用和而令气纳者，甘草用一钱五分以和中，益智用一钱以温肾，此和而纳之也。有用温而令气纳者，八味丸、十味丸。肝之脾胃虚，气不归肾，七味丸用吴茱萸、北五味、肉桂、磁石、人参，此温而纳之也。有用凉而令气纳者，黄连五钱，生姜一两，同捣烂服之。肺之脾胃虚，气不归肾，生地一两，生姜七钱，同捣烂服之，或生脉散加磁石、牡蛎，此凉而纳之也。

麻黄，脉紧数、畏寒无汗者当用。桂枝，脉迟缓、畏风有汗者当用。

白芍，大便泄，酒炒黄色。若后重紧急，则生用。

燥渴大泻，干姜必用。咽喉痛禁之。

神曲，生用消食，炒用消积，打糊消痰。

麦芽和平，治腹中气鸣，滞血膨胀。

山楂破滞，虚人少用。

黄柏，两尺脉洪大，真有力者当用。

附子，尺脉迟弱、大便溏者可用。若尺脉洪大、便闭者忌之。

大便坚实，脉沉有力，的是热证，宜用皮硝，助以大黄，大黄可用五钱，皮硝用七钱。

巴豆用一粒，大戟酒泡为末，只用三四厘，斑蝥用一枚，丁香用三分，细辛用三分。此五味，依数用之，再多伤人。以上十四行钱登谷本有之，而草庐本不载，今附录于后。

人参钱五分，黄芪三钱，可配柴胡一钱。此条从胡念菴①家所抄周慎斋家藏医案内录出，以见柴胡之不可多用也，草庐本不载，今附录于后。

炮制心法

黄芪，米泔水煮补肾，蜜炙补肺，醋炒入肝，酒炒发表，盐水炒亦入肾。防风煎汤炒，亦走表止汗。附子煎汁炒，则走表助阳，能退表虚之热。

白术，米泔浸洗，晒干生用，或用土拌炒，或姜枣煎汤拌炒，或苍术煎汤拌炒，或丁香汤拌炒，或同大枣煮，晒干用，或用附子汁拌炒，则守中以止涩，能止里虚之泻。

附子，或童便浸煮，或面裹煨熟，或黄连甘草汤煮。面煨者，走而不守，其势上行，可以壮阳于表。童便制者，守而不走，其势下行，可以回阳于里。以寒药监制者，是用之而又畏之也。譬之用人，正欲任使之，而又束缚之，安能尽其才哉？

生熟地，姜汁炒用，可以不腻膈。

陈皮，盐水泡，去白，可以消痰下气。

大小茴，盐酒炒。

白扁豆，汤泡去皮，姜汁炒。

干姜，温汤洗浸，春夏炒黑，秋冬炒焦，初春、初秋

① 胡念菴：清代医家，生平不详。参论《扁鹊心书》。

带焦。

柴胡，酒洗。

升麻，酒洗。

远志，甘草汤浸，去骨，同茯神用，开胸膈而使火下降。

荆芥，醋炒。

补骨脂，盐酒拌炒，或面拌炒。

乌药，附子汁煮，晒用。

赤白芍，或酒炒，或肉桂煎浓汤拌炒，芍味酸泻肝，桂味辛，制芍则温肺平肝，治寒热如疟。盖木得桂则柔，金得桂则沉也。

黄连，酒炒，或吴茱萸炒。

神曲，姜汁炒，消痰。

五味，吴茱萸炒。

木瓜，吴茱萸盐汤煮，晒干用。

厚朴，姜汁炒。

吴茱萸，盐水炒。

细辛，酒洗。

芡实，米炒黄色。

砂仁，姜汁同盐水拌炒，能使阳气下达。

杜仲，盐酒拌炒则不燥，姜汁拌炒则疏肝。

卷之五

古经解

阳生阴长，阳杀阴藏《阴阳应象论》

阳生阴长，春夏之令也；阳杀阴藏，秋冬之令也。阴阳互为消长。春主阳，阳盛则阴生，故至夏至则六阳极而一阴生矣，至秋则阳气渐退，此即所谓阳杀也。杀者，衰也，谓阳渐衰也。至冬则阳气皆退藏于阴，虽藏于阴，而一阳即来复于冬至之日。故人之肾中，亦一阳潜长，而四大五脏，尚非阳王之时也。此当以扶阳为要，不得以阴寒凉剂而害其阳之根也。冬至为一阳生，至春初则三阳渐进，故用药亦当开导生路，以遂其生长之机，亦以扶阳为要。至夏则阳盛于外矣，又当接其真阳，而不使脱其根蒂。故五苓之用桂者，得此意也。至秋则阳渐归阴，亦当开导其归路，而勿使隔绝于外，如香苏饮、正气散之类，得此意也。至冬仍归于潜所，而外皆阴气，斯时当顾内以统外，勿使失其根蒂，则有生有长，有杀有藏，而阴阳无隔绝偏害之虞矣。倘不知生，则不知扶其初；不知长，则不能补其缺；不知杀，则无以引其归；不知藏，则无以安其根。此盖无非以阳为本，而四时皆当相顾也。

寒气生浊，热气生清同上

寒者，阴也，寒则坚凝，故阴为地，地至浊者也；热者，阳也，热则流通，故阳为天，天至清者也。是言阴浊而阳清，天清而地浊也。张东扶曰：清字不得作好字眼解。盖清浊既生于寒热，在人则皆能为病也。

精化为气，气伤于味同上

精者，阴也；气者，阳也。精化为气，阳根于阴也。味者，阴也，阴盛则阳衰，耽味太过，则气反滞而不行，故味足以伤气。

秋伤于湿，冬生咳嗽同上

土本生金，金为肺，土为脾。凡干燥之土不能生物，泥泞之土亦不能生物。故脾土湿则不能生肺金，湿即是水气，水气既入，当秋日肺正旺时，尚未能为害，至冬金衰而水旺，则湿得趁其时令为害而咳生矣。盖肺金最清，不能容邪，伤湿则金寒而咳也。

被发缓形，以使志生《四气调神大论》①

遇春夏之令，阳气升而欲舒，被发缓形者，使阳升而气舒也。故凡春夏之病，不得过用寒凉收涩之剂。春日伤风寒，宜用广皮、苏叶舒发中焦，而石膏不用于春者，皆此意也。

天明则日月不明，邪害空窍《四气调神论》

阳为天，阴为地。清阳之气，天之气也。其在人身，

① 四气调神大论：原作“同上”，大成本同，据《黄帝内经·素问》改。

清阳之气则流行于五脏六腑之空窍而无所滞碍。其所以流行于诸窍而无滞凝者，盖因五脏各藏其清元真一之气，而无侵凌僭越之患也。若五脏之气不固，则颠倒横溢，少火而为壮火，清阳而为浊阴。凡流行出入诸窍者，俱属阴邪。如肺气本应下输诸脏，今则上逆而为害；脾气本应上输于肺，今则下陷而为邪；肝能疏土，今反因郁而伤脾；水能生木，今反泛滥而浮木。一身上下，流行诸空窍，无非浊阴凝结，而清阳之气不行矣。如天本阳，而能藏其真元清一之气，故苍苍在上，惟开窍于日月，而光明普照也。若一天尽如日月之明，则日月之光，悉皆隐没宇宙之间，不复有流行之清气，清气不行，则邪浊之气得充塞于空虚之际而为害。人身之有病，何以异是？

阳气者闭塞，地气者冒明同上

苍天之气清净，故能阳升阴降，天地和谐，天健运而地顺行。此时天气下而地气腾，天地交而成泰矣，何灾患之有？若天不健，则地不顺，天地间隔，阴阳不和，阳不和于阴，则阳独亢，阴不和于阳，则阴独凝，非复苍天清净流行之气，而光明之境变为晦冥之境矣。故人身真火不行，则阳气闭塞，而一身上下，无非阴火横行，所谓地气冒明也。地气者，阴气也。冒明者，阴气昏冒光明之阳分也。

辟积于夏，使人煎厥《生气通天论》

夏令行，则阳气尽浮于外而内虚矣。肾者，阳所藏之地也。阳气既浮于外，则内虚而肾气亦虚，斯时更伤劳欲，则外实内虚，上实下虚，不厥何待？煎者，上与外；厥者，内与下也。煎于上与外，便厥于内与下。治法当以纳气归肾为要。辟，病也；辟积，谓病之积也。煎者，心体烦热，有若煎熬；厥者，气逆而厥也。

经脉横解，肠澼为痔同上

经脉主气，络脉主血。肺主气。大肠，肺之表也。经脉横解，则气行不速。气行不速，则肺不主令。饮食之在胃者，至大肠而不能奉肺降下之令，则大肠之气滞矣。气行则血行，气滞则血结，血结气滞于大肠，乃痔之所由生也。

二阳之病发心脾《阴阳别论》

二阳，阳明胃也。胃者，脾之夫也。胃病，则脾岂能独安？脾气行则心有所奉而血生。故心生血，脾统血，心脾二经皆生血之原也。血者，阴也，阴生于阳，胃阳既病而无生发之气，则阴血所生之原病矣，焉能不及于心脾哉？

凡持真脉之脏脉者，肝至悬绝急，十八日死；心至悬绝，九日死；肺至悬绝，十二日死；肾至悬绝，七日死；脾至悬绝，四日死。同上

真脉之脏脉，即本脏之真脉，无胃气者也。死日有除成数算者，有除生数算者，有除生成之数算者。盖阴遇阴，阳遇阳，而逢受克则死也。如肝悬绝，肝之成数八，

肺之成数九，八九十七，除十七而加一，至十八日则死矣。盖天三生木，地八成之。地，阴也。地四生金，天九成之，天虽阳而为成数则阴矣，故俱以成数算。心悬绝，地二生火，生数也。天一生水，地六成之，六与二，八也。除八而加一，故九日死也。肺悬绝，金之生数四，火之成数七，四与七，十一也。除十一而加一，十二日死矣。肾悬绝，水之生数一，土之生数五，一与五，六也。除六而加一，七日死。惟有脾悬绝四日死，人不易晓。盖土旺于四季而位居中，故脾悬绝，只逢克便死。天三生木，木数三，除三而加一，故四日死也。

反四时者，有余为精，不足为消。应太过，不足为精；应不足，有余为消。《脉要精微论》

反四时者，脉气反四时也，如下文春夏之脉瘦，秋冬之脉浮也。有余，精气并也，并于上则下虚，并于下则上虚，故有余为精。不足，正不足也，故不足为消，应太过。并于上，上太过；并于下，下太过。有太过，即有不足，故曰：应太过，不足为精。正气消，则邪气旺，邪之旺由正之消也，故曰：应不足，有余为消。

太阳所谓肿，腰脽[①]痛者，正月太阳寅，寅太阳也。正月阳气出，在上而阴气盛，阳未得自次也，故肿，腰脽痛也。病偏虚为跛者，正月阳气冻解，地气而出也。所谓

---

① 脽（shuí 谁）：尾椎骨。

偏虚者，冬寒颇有不足者，故偏虚为跛也。《脉解篇》

太阳，三阳也。一阳从冬至而升，至正月寅则三阳生矣。三阳肿、腰脽痛者，太阳不得遂其生发之性，至正月寅，阳未尽发而郁于下，故痛也。所以曰：阴气盛，阳气未得自次者，未得其位次也。病虚为跛，盖如阳气，遇冻初解，虽动而未升，亦郁于下也。跛者，太阳膀胱之脉，起于足小指至阴之地，阳抑于至阴，故为偏跛。跛，足不能行也。按：本经详解六经诸病，此特太阳一经中之二耳，盖略举一隅以为例也。

人肝目应之九，九窍三百六十五，人一以观动静，天二以候五色七星，应之以候发母泽五音，一以候宫、商、角、徵、羽，六律有余不足应之，二地一以候高下有余，九野一节俞应之以候闭节。三人变，一分人候齿泄多血少，十分角之变，五分以候缓急，六分不足，三分寒关节，第九分四时，人寒温燥湿，四时一应之，以候四反，一四方各作解。《针解篇》王冰曰：此一百二十四字蠹简烂文，义理残缺，莫可寻究。

人肝开窍于目，凡九九八十一窍，六六三百六十五节，凡所以动而运者，皆肝之气，木之性也。故一以观动静，在人为天一之所生，在天为水之所生，升而为火。盖肝主动，火亦主动也，所以候五色。七星为十二月转运之星，亦主动，故在天为火，而其动处应于七星也。以候发者，发在头而居火之分，故在上者为应也。母泽缺三句三句字疑。水为木母，水旺则木盛而发泽。五色在天，五声在人，宫、商、角、徵、羽，变而为六律，其中有余不足，则于音别之，故曰有余不足，应之也。五色在天，人多见于面；五声在地，人多见胸喉，故下言地二也。地二以候高下有余，九野[1]在人，五脏六腑也，一节俞应之。俞，背俞也，俞为脏腑之门户，此又由地通乎天。盖腹为阴，为地；背为阳，为天也。故曰应之以候关节“关”字是慎斋所改，原文是“闭”字，此二也。三则在人多变动，一分以候齿，泄多则血少，十分角之变。盖角属木，木为肝，肝主动，动则变，故曰十分角变。可见凡病从肝而发者，十之九也。五分以候缓急者，肝为将军之官，易急而难缓，急则病发骤而猛，缓则虽发而易制也。六分不足，三分因寒在关节也。第九分四时者，在天为四时，在人为寒温燥湿。人之寒温燥湿，即天之四时也。一应之以候相反，如天之冬而暑，暑而寒，反则病，顺则安，然四方高下、九野远近不同，又当因地而推天时人事之不同，不可一例解也。故用药解病，一宜参之天时，又宜察之地宜，则无不解矣。王胥山曰：《针解篇》中所云“人肝目应之九”下一百余字，经文蠹缺，难以尽通，故古人于此节皆无注释，盖遵缺疑之义也。慎斋则以古圣微言，有同至宝，不可竟等于《史》《传》之缺文，置而不论。故因其可通者而发明之，以见珍惜之至意。夫前贤于残编蠹简，犹视同金书玉格，一字不肯舍弃如此。今之习业者，于

---

① 九野：即九州之野。

《灵》《素》古经，竟有终身未曾省视，而犹自矜其艺术之精良。吁！其所谓精良者亦可知矣。

冬病在阴，夏病在阳，春病在阴，秋病在阳。《金匮真言论》

冬时阳藏于内，内者，阴也，能藏于阴，则无病矣。倘至冬而阳不藏，则阴为阳气所抑，能无病乎？故曰冬病在阴。夏时阳发于外，外者，阳也，倘至夏而阳不能发，则阳为阴气所抑，能无病乎？故曰夏病在阳。春时阳虽欲发而气尚微，倘因七情、劳役、外感所侵，则阳亦抑于阴分而阴病矣，故曰春病在阴。秋时阳气当渐降，苟至时而不能降，是阳气弱也，弱则病由此而生矣，故曰秋病在阳。

脏不藏精

肺不藏者肾必伤，肾不藏者肝不发，肝不藏者心不荣，心不藏者脾必害，脾不藏者肺必灾。总之，母不藏者则子不发，子不发则病仍及于母。故心及肝，肝及肾，肾及肺，肺及脾，脾及心，子母相关，病之标本于斯而定，然亦言其大义如此。若其间或感，或不感，或感之轻重浅深，则又因其人之素禀，此乃因时气而识其将来之病证也。至于当时则又不然，如火不藏则肺病，金不藏则肝病，木不藏则脾病，土不藏则肾病，水不藏则心病。此因当时之过旺而及于妻者也。夫妇俱病，则其中补泻之义可推。如辰戌年，初之气为相火，是火不藏也，当时之肺病，将来之脾病。可知即此一端，可以例其余矣。

古方解

十全大补汤　八珍汤

二方皆阴阳并用之方也，然其间有轻重之别，在乎分量之多寡以别之。如损处重在阳，则血药多用，气药次之；重在阴，则气药多用，血药次之。血为阴，气为阳，盈虚消息[①]之理，后至者成功也。伊尹十全大补汤，用四君以补气，加木香不使上焦气滞也；用四物以补血，加沉香不使下焦气滞也。盖上古气血俱厚，故用二香补而兼之以行。若叔季[②]之人，气血俱虚，故东垣以黄芪代木香，兼益上焦之气，以肉桂代沉香，温暖阴血，血得温而生，气得温而长。《经》云：虚者十补勿一泄[③]。此类是矣。

归脾汤

归脾味味皆滞，故用木香以疏肝，肝疏得归身、枣仁，肝血润矣。肝血能润，则脾血能藏，脾既能藏，而后能为胃行其津液，使周身皆利也。盖参、芪、术、草之补脾，当归之补肝，茯神、枣仁、远志之补心，各守一经，性皆滞碍，得木香之疏通，破上焦之滞，醒动脾气，而后脾能淫气于心，心始生血，散精于肝，肝始藏血，心肝既

---

① 消息：消长。
② 叔季：指后世。
③ 虚者十补勿一泄：语出《金匮玉函经·证治总例》。

足，而后脾得以统血，血足则火不郁，三焦通达而无捍格[1]之患矣。今之用归脾而去木香者，能不为之慨叹哉！

补中益气汤

补中者，补中气也。参、芪、术、草所以补脾，五行相制则生化，广皮以疏肝气，归身以养肝血。清气升则阴阳皆长，故用柴胡、升麻以升提清气，清气既升则阳生，阳生而阴自长矣。

四君子汤

四君子阳中之阴，脾、肺二经药也。人参补气治里虚，白术行中焦之湿，茯苓泻膀胱隐伏之火，止泻补脾；甘草健脾和中，退虚火，解诸毒。得黄芪则补肺，得当归则补血，得山药则补脾阴，得炮姜则温中，得丁香则温胃，得陈曲则去胃中陈腐之气，得木香、砂仁则醒脾气；加地黄之沉寒则治丹田火起；加白芍则补脾阴，泻土中之木，治木乘土位。

四物汤

四物汤治血之有余，不治血之不足。盖血之有余者，溢而不归经，则用川芎上行巅顶，下至九泉以行血，当归引血归经，二味走而不守；用白芍之酸以敛之，地黄直达丹田，二味守而不走，使血安于其位也。若血不足而但用四物，则孤阴不长，难以奏功，故必以四君为主，令阳生

---

① 捍格：互相抵触，格格不入。

阴长可也。

温肺汤

温肺汤，所以令金浮而水升也。细辛、五味、肉桂皆所以温肾，肾水温暖则气自上行，所谓云从地起也。气即水中之金，是金浮也。上行之气熏蒸于肺，而为津液，津液属水，是水升也，所谓水从天降也。又温肺汤有木沉而火降之妙，温肺则金旺，金旺则能平木，木有所畏，收敛下行，是谓木沉。木者，火之母也，木浮则火亦在上，木沉则火自降，火降在下而肾水亦温矣。

保元汤

黄芪，有汗用蜜炙；胃虚，米泔水浸炒；表恶寒，酒拌炒；嘈杂，人乳拌制。表虚芪多，里虚参多。甘草生用泻火，炙用健脾。汗甚，芪、草多；无汗加羌活、防风、升麻、柴胡、葛根；久病热不退，去表药，只用保元。血虚加当归，脾虚加白术，渴加麦冬、五味，虚烦不眠加枣仁，小水不利加牛膝、白茯苓，心神不安加茯神、远志、枣仁，退火重用参、芪，虚而火动少加黄柏，小便不通或赤加香附，腰痛加杜仲，恶寒加肉桂，恶心加炮姜，自汗虚寒加附子，腹胀恐成中满加附子、炮姜、肉桂、吴茱萸、青皮、枳壳之类，脉虚浮有湿加羌活、防风、茯苓。人无气不生，而气又多患其不足。凡去病之药，病去即止，不可多服，多服能泄真气。保元汤能补血中之气，故曰保元，言以此保血中之元气也。人禀天地之气以生，负阴抱阳，阳不可令陷于阴分，当使胃有春夏发生之气，不可使有秋冬肃杀之气。故宜大升、大降，使清阳发腠理，浊阴归五脏，如天之包乎地外，而周行不息。假如天之元气不足，而常陷于浊阴，则地亦无生生之意矣。故天气升则地气长，而后絪缊[1]和合，霖雨时降，滋生万物，万物各得其所也。人生全赖此一腔之气，而气又以血为依。胃乃生血之原，若元气不足，陷于阴分，则血不生长，化而为火，变异无常，渐趋死路，而曾莫知其故，亦可悯矣。夫人身上体属阳，下体属阴，上阳不生，则阴气绝矣。上古圣人，与天地合德，深悟生生不息之机，故其用药大升大降，以法天之阳气上升，地之阴气不绝。阴阳二气，升降互施，则气血散布于四肢，何病之有？倘阳不升，则血凝滞，诸病生焉。医者，当体圣人生发之心，不可使血气有偏。圣人妙法，亦不过能体升降浮沉之法耳。

古今名方录要

保元汤

人参　黄芪　甘草炙

四君子汤

人参　白术　白茯苓　甘草炙

① 絪缊：指天地阴阳二气交互作用的状态。

异功散

人参　白术　白茯苓　甘草炙　陈皮

六君子汤

人参　白术　白茯苓　甘草炙　陈皮　半夏

益黄散

人参　黄芪　白芍　甘草生　陈皮　川连

参苓白术散

人参　白术　白茯苓　甘草炙　山药　薏苡仁　扁豆　莲肉　桔梗　砂仁

共为末。

理中汤（丸）

人参　白术　甘草炙　炮姜

加附子，名附子理中汤。

补中益气汤

人参　黄芪　白术　甘草炙　归身　广皮　柴胡　升麻　生姜　大枣

归脾汤

人参　黄芪　白术　甘草　归身　茯神　枣仁　远志　木香　龙眼

参附汤

人参　附子

参术汤

人参　黄芪　苍术　炙甘草　归身　陈皮　青皮　神

曲　柴胡　升麻　黄柏

养胃汤

人参　苍术　甘草生　半夏　橘红　藿香　白茯苓　草果　厚朴　乌梅　生姜

温肺汤

细辛　五味子　肉桂　炮姜　甘草炙　白茯苓　白芍　半夏

四逆汤

川附子　炮姜　甘草炙

四苓散

白术　白茯苓　猪苓　泽泻

加肉挂，名五苓散。

平胃散

苍术　陈皮　甘草　厚朴

胃苓汤

苍术　陈皮　甘草　厚朴　白术　白茯苓　猪苓　泽泻　肉桂

二陈汤

半夏　陈皮　白茯苓　甘草　姜汁

温胆汤

半夏　枳实　陈皮　甘草　竹茹　生姜

半夏茯苓汤

半夏　陈皮　白茯苓　甘草　砂仁

竹茹汤

半夏　甘草　干葛　竹茹　生姜　大枣

正气汤

白术　白茯苓　甘草　陈皮　半夏　藿香　白芷　紫苏　桔梗　厚朴　大腹皮　生姜　大枣

枳术丸

白术一两　枳实一两

蒸饭捣为丸。

和中散

炮姜四两　肉桂二两　吴茱萸二两

共为末。

小青龙汤

麻黄　桂枝　细辛　炮姜　半夏　甘草　白芍　五味子

四圣丸散

白术四两　陈皮五钱　川连五钱

以神曲糊丸。

四仙汤

熟地黄　白芍　归身　甘草　大枣

芪归汤

黄芪　归身

生脉散

人参　麦门冬　五味子

芎归汤

川芎　归身　白芍　百合　荆芥

四物汤

川芎　归身　白芍　生地黄

六味丸（汤）

生地黄　丹皮　山茱萸　白茯苓　泽泻　山药

六味加五味子，名都气丸；六味加肉桂，名七味汤（丸）；六味加肉桂、附子，名八味汤（丸）；六味加人参、附子，名肾气汤（丸）；六味加五味子、麦门冬，名凉八味汤（丸）；六味加肉桂、附子、磁石、五味子，名十味汤（丸）。

黄芪建中汤

黄芪　白芍　甘草　川桂枝　生姜　大枣　饴糖

去黄芪，名小建中汤。

芎归芍药汤

川芎　归身　白芍　白茯苓　白术　泽泻

六黄汤

生地黄　熟地黄　黄芪　黄柏　黄芩　黄连　归身

当归地黄汤

归身　生地黄　川芎　白芍　藁本　防风　白芷　细辛

导赤散

生地黄　木通　甘草　赤茯苓　竹叶

大补阴丸

熟地黄　黄柏　知母　白芍　龟板　陈皮　牛膝　锁阳　当归　虎骨

煮羊肉为丸，冬加炮姜。

安神丸

辰砂五钱　川黄连六钱　甘草五分　生地黄一钱五分　归身一钱五分

捣饭为丸。

安胎饮

川芎　归身　白芍　熟地黄　甘草　白茯苓　黄芪　白术　半夏　地榆　阿胶　生姜

黄芩芍药汤

白芍　黄芩　甘草　生姜　大枣

八珍汤

人参　白茯苓　白术　甘草炙　川芎　归身　芍药　生地黄

加黄芪、肉桂，名十全大补汤。

虎潜丸

虎骨　白术　白茯苓　甘草　归身　川乌头　生地黄　白芍　黄芪　杞子　人参　杜仲　牛膝

炼蜜为丸。

清心莲子饮

黄芩　麦门冬　地骨皮　车前子　甘草　石莲子　白

茯苓　黄芪　柴胡　人参

漏芦散

漏芦　归身　牛膝　桂心　地龙　防风　羌活　白芷　甜瓜子　没药　虎骨　龟板

小续命汤

人参　麻黄　黄芩　白芍　防己　川芎　杏仁　甘草　肉桂　附子　防风

戊己丸

川连　吴茱萸　白芍

神曲糊为丸。

四神丸

肉果二两　补骨脂四两　五味子二两　吴茱萸一两

姜汁煮枣肉，拌捣为丸。

烧针丸

朱砂一两　枯矾五钱

共为末，枣肉和丸，如圆眼大，临用用针插定，入灯火烧存性，秫米泔水调服。

香连丸

木香　川连

饭捣为丸。

桂枝汤

桂枝　白芍　甘草　生姜　大枣

小柴胡汤

柴胡　黄芩　人参　甘草　半夏　生姜　大枣

升阳散火汤

防风　甘草　升麻　葛根　独活　白芍　羌活　人参　柴胡

麻黄汤

麻黄　桂枝　甘草　杏仁

独活寄生汤

独活　桑寄生　川芎　细辛　防风　续断　杜仲　牛膝　秦艽　白茯苓　白芍　桂心　人参　熟地黄　归身　甘草

消毒饮

荆芥　甘草　防风　牛蒡子

升麻葛根汤

升麻　葛根　白芍　甘草　生姜

火郁汤

升麻　葛根　柴胡　防风　芍药　甘草　葱白

逍遥散

柴胡　白芍　归身　广皮　甘草　黑山栀　丹皮　白术　白茯苓　姜汁

茯苓补心汤

前胡三分　紫苏二分　桔梗二分　葛根二分　白茯苓二钱　半夏六分　广皮五分　甘草三分　川芎三分　白芍二钱　归身

六分　生地黄六分　人参四分　枳壳四分　生姜二分　大枣二枚

人参败毒散

赤茯苓　甘草　前胡　桔梗　枳壳　人参　柴胡　川芎　羌活　独活　薄荷　生姜　大枣

三黄丸

黄连　黄芩　黄柏

白虎汤

石膏　知母　甘草　秔米

加人参，名人参白虎汤。

益元散

滑石　甘草　辰砂

共为末。

小承气汤

大黄　厚朴　枳实

大承气汤

大黄　芒硝　厚朴　枳实

调胃承气汤

大黄　芒硝　甘草

桃仁承气汤

大黄　芒硝　甘草　桃仁

大陷胸汤

大黄　芒硝　甘遂

大柴胡汤

柴胡　半夏　白茯苓　大黄　枳实　黄芩　甘草　生姜　大枣

凉膈散

大黄　朴硝　甘草　连翘　山栀生　黄芩　薄荷　竹叶

五积散

白芷　桔梗　归身　陈皮　川芎　甘草　白茯苓　枳壳　半夏　麻黄　肉桂　厚朴　朴硝　生姜　葱白

附　新方数则

和中丸

广皮四两　白术三两　肉桂三钱　薏苡仁二两　川椒三钱　泽泻一两　白茯苓二两　砂仁二两　车前子一两　炮姜五钱

水法为丸。

沉香丸

白术二两　归身二两　白蒺藜八两　白茯苓二两　砂仁二两　香附四两　白芍三两　广皮一两　甘草二两　乌药四两

镇心丸

人参二钱　黑豆五钱　青黛一钱　茯神二钱　甘草二钱　山药二钱　僵蚕四钱　辰砂一两　冰片一分

蜜炼为丸，辰砂为衣。

起脾丸

人参一两　黄芪一两　山药二两　甘草二钱　益智二钱

蜜炼为丸。

平惊丸

炮姜二钱　肉桂三钱　白芍一两　茯神一两　远志三钱　甘草四钱　铁衣[①]一两

蜜炼为丸。

补肝丸

海螵蛸四钱　杞子四两　归身一两　杜仲四两　香附二两，醋炒

水法为丸。

真阴丹

用初经红铅[②]，先以水浸三宿，以土丸之入火，炮之久则色白，用文武火炼三日夜，复以水浸之，夜露三宿，再以火炼，则紫色现，日中晒之，又火炼三昼夜，则黄色如珠。凡炼此丹，白则秽尽，黄则毒尽，所谓九还成丹，乃天地之真元，阴中之至阳也。凡阴阳脱者，服之可以回生。

① 铁衣：即铁锈。

② 红铅：即月经。李时珍曰："邪术家谓之红铅，谬名也。"见《本草纲目·人部》。

卷之六

寒 热

阴胜则阳病，阳胜则阴病。阳胜则热，阴胜则寒。重寒则热，重热则寒。阳胜则身热，腠理闭，喘粗为之俯仰，汗不出而热，齿干以烦冤，腹满死，能冬不能夏。阴胜则身寒，汗出，身常清，数慄而寒，寒则厥，厥则腹满死，能夏不能冬。录《素问·阴阳应象论》中语。

诸有过者切之有过，即有病也。涩者，阳气有余也；滑者，阴气有余也。阳气有余，则身热无汗；阴气有余，则多汗身寒。阴阳有余，则无汗而身寒；阴阳不足，则多汗而身热。予谓病之重者，莫大于此，如刀削肌肉，危甚不能久矣。“诸有过者切之”至“无汗而身寒”止，皆《素问·脉要精微论》中语也。其“阴阳不足”二句，乃慎斋所补。以此证甚危险，不可以经中未言而忽之也，故既补之，而又详言以申之。

《经》云：邪生于阳者，得之风雨寒暑。又云：阳虚生外寒。阳受气于上焦，以温皮肤分肉之间。今寒气在外，则上焦不通；上焦不通，则寒气独留于外，故寒慄。又云：阳盛生外热，上焦不通利，则皮肤致密，腠理闭塞，玄府不通，卫气不得泄越，故外热。又云：邪生于阴者，得之饮食起居，阴阳喜怒。又云：阴虚生内热，有所劳倦，形气衰少，谷气不盛，上焦不行，下脘不通，胃气热，热气熏胸中，故内热。又云：阴盛生内寒，厥气上逆，寒气积于胸中而不泻；不泻则温气去，寒独留，则血凝涩；血凝则脉不通，其脉盛大以涩，故中寒。录《素问·调经论》中语。

视其颜色，黄赤者多热气，青白者多寒气，黑色者多血少气。录《灵枢·五音五味篇》中语，“青白者多寒气”，原文是“青白者少热气”，其语胜此，似不必易。

凡诊络脉，脉色青则寒且痛，赤则有热。胃中寒，手鱼际之络多青矣。胃中有热，鱼际之络赤。其暴黑者，留久痹也。其有赤、有黑、有青者，寒热气也。其青短者，少气也。录《灵枢·脉经》中语。

浮络多青则痛，多黑则痹，黄赤则热，多白则寒，五色皆见则寒热也。录《素问·皮部论》中语。

数则为热，迟则为寒，诸阳为热，诸阴为寒。

人迎盛则为热，虚则为寒。气口盛则胀满，寒中热不化。虚则热中，出糜，少气，溺色变。录《灵枢·禁服篇》中语。

岐伯曰：寒者热之，热者寒之，微者逆之，盛者从之。帝曰：何谓逆从？岐伯曰：逆者正治，从者反治，从少从多，观其事也。帝曰：反治何如？岐伯曰：热因寒用，寒因热用，塞因塞用，通因通用。必伏其主，而先其所因。其始则同，其终则异。可使破积，可使溃坚，可使和气，可使必已。录《素问·至真要大论》中语。

微者调之，其次平之，盛者夺之、汗之、下之。寒热温凉，衰之以属，随其攸利。假如小寒之气，温以和之；大寒之气，热以取之；甚寒之气，则下夺之。夺之不已，则逆折之。折之不尽，则求其属以衰之。小热之气，凉以和之；大热之气，寒以取之；甚热之气，则汗发之。发之不尽，则逆制之；制之不尽，则求其属以衰之。自“微者调之”以下二十八字，亦《至真要大论》中语。“假如小寒之气”以下八十八字，乃启元子注也。

阳盛阴虚，下之则愈，汗之则死，此热证也。阳盛生外热，阴虚生内热。下之者，寒药清之也，寒凉之性下行也。

阴盛阳虚，汗之则愈，下之则死，此寒证也。阴盛生内寒，阳虚生外寒。汗之者，热药温之也，非正发汗也。用药以助生浮升长之气，所以扶其阳也。

帝曰：论言治热以寒，治寒以热，方士不能废绳墨而更其术也。有病热者，寒之而热，有病寒者，热之而寒，二者皆在，新病复起，奈何？岐伯曰：诸病寒之而热者，取之阴，热之而寒者，取之阳，所谓求其属也。盖益火之原，以消阴翳；壮水之主，以制阳光也。《至真要大论》。

帝曰：服寒而反热，服热而反寒，其故何也？岐伯曰：治其旺气，是以反也。帝曰：不治旺气而然者，其故何也？岐伯曰：悉乎哉问也！不治五味属也。夫五味入胃，各归所喜，故酸先入肝，苦先入心，甘先入脾，辛先入肺，咸先入肾。久而增气，物化之常也；气增而久，夭之由也。以上亦是《至真要大论》中语，以下则启元子注也。入肝为温，入肺为清，入心为热，入肾为寒，入脾为至阴，而四气兼之，皆为增其味而益其气，故久服黄连、苦参而反热者，此类是也。故曰：久而增气，物化之常也。气增不已，则脏气偏胜；脏气有偏胜，则有偏绝；脏有偏绝，则有暴夭。故曰气增而久，夭之由也。

问：寒病服热药而寒不退，热病服寒药而热不退，何也？答曰：热不得寒，是无水也；寒不得热，是无火也。寒之不寒，责其无水；热之不热，责其无火。经云：滋其化源，化源已绝，药之假，焉能滋其真水火也。《至真要大论》。帝曰：脉从而病反者，何如？岐伯曰：脉至而从，按之不鼓，诸阳皆然。启元子注言：病热而脉数，按之不鼓动，乃阴盛格阳所致，非热也。此一节言证属阳，脉亦从证，虽属热而反病寒也，诸阳皆然，谓诸阳概数而不鼓，太阳标本不同之脉也。又《至真要大论》云：帝曰：诸阴之反，何如？岐伯曰：脉至而从，按之鼓盛而甚也。启元子注言：形证皆寒，按之而脉鼓，击于指下盛者，此为热甚，拒阴所致，病非寒也。此一节言证属寒，脉亦从证，虽似寒而反病热也。是故百病之起，有生于本者，有生于标者，有生于中气者，有取本而得者，有取标而得者，有取中气而得者，有逆取而得者，有从取而得者。逆，正顺也；若顺，逆也。故曰：知标与本，用之不殆，明知顺逆，正行无间，此之谓也。不知是者，不足以言诊，足以乱经。故《要大》曰：粗工嘻嘻，以为可知，言热未已，病寒复始，同气异形，迷诊乱经，此之谓也。夫标本之道，要而博，小而大，可以一言而知百病之害。言标与本，易而勿损，察本与标，气可令调，明知胜复，为万民式，天之道毕矣。自“百病之起”至此，亦是《至真要大论》中语。六气之病，标本相反者，惟太阳、少阴之病为最。盖太阳标热本寒，少阴标寒本热，启元子释诸阳脉至而从为病热，脉数者，太阳之标也。按之不鼓，为阴盛格阳者，寒水之本，与标相反也。诸阴脉至而从为脉证似寒者，少阴之标也。按之鼓盛，为热盛拒阴者，君火之本，与标相反也。是故不知相反者，逆标气之阴阳而正治，则顺本气之寒热而病如故，外则似顺，中气乃逆，故方若顺，乃实则逆也。知相反者，顺标气之阴阳而反治，则逆本气之寒热而愈，故外虽用逆，中乃顺也，此似逆而实正顺也。知标与本，用之不殆，明知顺逆，正行无间也。若脉从病反，言证似阳者，脉亦从证似阳，而其病反是寒也。证似阴者，脉亦从证似阴，而其病反是热也，故皆反其脉证施治。下文详言脉证相反者之治法，当舍证从脉。然其中又有证脉相合，而病之真情实相反者，又宜反其证脉以施治。以总明病机千变万化，学人之不可不细审而详察也。如身热烦躁面赤，其脉沉而微者，阴证似阳也。身热者，里寒故也；烦躁，阴盛故也；面赤戴阳，下虚故也。若医者不知脉，误为实热，反用寒凉，则气消成大病矣。《外台秘要》云：阴盛发躁，欲坐井中者，宜以热药治之。故仲景以少阴证面赤者，四逆汤加葱白治之，以逆气象阳也。若寒凉之药入腹，周身之火得水则升走，阴躁之极，往往欲坐井中，医犹不悟此是阴证，仍认为热，复以寒药投之，其死也何疑？或因呕吐，或因嗽而发躁，蒸蒸身热，如坐甑[1]中，欲去衣近寒处，或饮寒水则便振寒如故，上气短促，胸中满闷欲死，甚则口开目瞪，声闻于外，而泪涕痰涎大作，其发躁须臾而已。六脉沉细而涩，按之而虚，是大寒之证也。以辛甘、甘温之剂饮之则愈。《活人书》：手足逆冷，大便闭，小便赤，或大便黑色，脉沉而滑，阳证似阴也。轻者白虎汤，重者承气汤。伤寒失下，血气不通，令四肢逆冷，此是伏热，故厥变深，速以大承气汤下之，汗出即愈。盖热厥与阴厥不同，热厥者，微厥即发热，阴厥不发热，四肢逆冷，恶寒，脉沉细，大小便滑泄。[2]

上二节，言证似阳而脉病属阴，证似阴而脉病属阳，故反其证而治之。盖证似阳而脉病属阴，证似阴而脉病属阳者，世尚能辨。若脉证俱似阴而病属阳，脉证俱似阳而

---

① 甑（zèng 赠）：古代蒸食炊器。

② 手足逆冷……便滑泄：语出宋·朱肱《类证活人书·卷第四·二十六》。

病属阴者，举世莫辨矣。许学士云：熙宁[①]邠[②]守迪，因其犹子[③]病伤寒，见其烦渴而汗多，以凉药治之，遂成阴毒，数日卒。迪悼痛之，遂作《阴毒形证诀》三篇。[④] 盖伤世之意深矣。太阳膀胱之经，乃热因寒用，且膀胱本寒，其经太阳也。太阳为标，有阳之名，无阳之实，谓其将变阴也。其脉紧而数，按之不鼓而空虚，是外见虚阳而内有真寒也。故仲景用姜、附久久煎之，不温服而冷服，亦是治寒也。姜、附气味俱阳，加之久久熟煎，取重阳之热，泻纯阴之寒，是治本也。不温服而冷服，此以假寒治太阳标之假阳，故为真假相对之治法。用药处治者，当知其脉之空虚，则是内伏阴寒之气，外显热证，大渴引饮，目赤口干，面红身热，四肢热如火者，此浮阳将绝于外，而内则为寒所拒也。手少阴之心经，乃寒因热用，少阴之经真阴，其心根本是真火也。故曰：少阴经标阴本热，是内则以阳为本，外则真阴为标也，其脉沉细，按之洪大紧甚而盛者，心火在内，则紧甚洪大，真阴为标，则脉沉细，盖寒水之体也。故仲景以大承气汤煎成热服之，以除标寒，用大黄、芒硝辛苦咸寒之气味以泻本热，其用药可以为万

---

① 熙宁：北宋时宋神宗赵顼的年号（1068—1077）。

② 邠：古同“豳”，古地名，在今陕西省旬邑县。原作“邹”，疑误，据许叔微《普济本事方》改。

③ 犹子：指侄子。

④ 熙宁邠守迪……三篇：语出许叔微《普济本事方·卷第九伤寒时疫下·始得阴毒候》。

世之法矣。盖治热以寒，温而行之也。

《经》云：治热以寒，温而行之①。其义有三：大热在身，用人参、黄芪、甘草退之。此三味者皆甘温之品，虽表里皆热，躁发于内，扪之肌热于外，能和之，汗自出而愈矣。此甘温能治大热之理，一也。热极生风，乃左迁入地，补母以实其子，使天道右迁顺行，诸病得天令行而必愈，二也。况大热在外，其寒必伏于内，温能退寒以助地气，地气者，在人乃胃中之生气，使其生气旺，三也。《经》云：治寒以热，凉而行之②。仲景治少阴病下利脉微者，与白通汤。利不止，厥逆无脉，干呕烦者，白通汤加猪胆汁主之。此治寒以热，用胆汁凉而行之也。治寒以热，凉而行之，其义有三：北方人为大寒所伤，其足胫胀，乃寒胜则浮，理之常也。若以火灸汤浴，必有脱皮见骨之害，须先以新汲水浴之，即时完复矣。其有大寒冻其面或耳，若见火汤，必脱皮成疮，须先以凉水浴之，少时以温手熨烙，必能完复，此凉而行之，能除大寒，一也。大寒之气，必令母实，乃地道左迁入肺，逆行于天，以凉药投之，使天道右迁而顺行，诸病得天令行而必愈，二也。况大寒在外，则大热伏于九地，人身之内，乃三焦、包络，天真之气所居之根蒂也。热伏于中，原气必伤，人身原气乃胃也，以凉药和之，使原气充足而不伤，三也。

---

① 治热以寒……行之：语见《素问·五常政大论》。
② 治寒以热……行之：同上。

《经》曰：恶寒战慄者，皆属于热。又曰：战慄如丧神守，皆属于火[①]。恶寒者，虽当炎月，若遇风雨，重绵在身，仍觉凛凛战慄，如丧神守，恶寒之至也。《原病式》曰：病证热而反觉身寒，此为病热，实非寒也[②]。或曰：往往见服热药而愈者，何也？病热之人，其气炎上，郁为痰饮，抑遏清道，阴气不升，病热犹甚，积痰得热亦为暂退，然热势助邪，其病益深。或曰：寒势如此，谁敢以寒药投之？投之是杀之也。予曰：古人遇战慄之证，有以大承气汤下燥屎而愈者，则恶寒战慄，明系热证，但有虚实之分耳。

《经》曰：阴虚则发热[③]。夫阳在外为阴之卫，阴在内为阳之守。精神外驰，嗜欲无节，阴气耗散，阳无所附，遂致浮散于肌表之间而发热，实非是热，当作阴虚治之，而用补阴之法可也。或曰：伤寒发热，俱系邪气何耶？予曰：伤寒热邪，自外而入；阴虚发热，自内而出也。

火郁之热，当看热在何经，轻者可降，重者随其性而升之。

实火可降，小便降火甚速，补阴则火亦自降，用炒黄柏、生地黄之属。

虚火可补，参、术之类，甘以缓之也。凡气有余便是

① 战慄如……皆属于火：语出《素问·至真要大论》。

② 病证热……实非寒也：语出金·刘完素《素问玄机原病式·身热恶寒》。

③ 阴虚则发热：语出《素问·调经论》。

火，急甚者缓之，生甘草缓之之药也。

火盛不可骤用寒凉，必兼温以散之。左金丸治火，川连六两，佐以吴茱萸一两。

阴虚火动者，不治。

验案

丹溪治色白妇人恶寒，用八珍汤去川芎，加炒黄柏，治之反剧，知其病热深而无反佐之过也。仍用前药，炒熟与之而愈。治热以寒，借火之力，温而行之也。

一人寒热盗汗，倦怠食少，六脉俱弦，尺大于寸，心部更虚。曰：此肝之脾胃虚也。胃气不能到肝，则肝木挟邪上克脾土，故肝强而脉弦，弦者减也，减者中和之气少也，此虚在脾，脾当扶也。然扶脾不制木，无益也。而木中又有虚实之分，凡阴之长生，即阳之死位；阳之长生，即阴之死位。胆为甲木，长生在亥，则肝为乙木而死于亥。故其虚在木之阴，而实在木之阳，则知气有余而血不足矣。心主血，故心脉虚，血不足则阳陷，故尺脉大，法当理脾、和血、平肝，而寒热自止矣。

辨内外伤

伤风鼻气出粗，合口不开，肺气通于天也。伤食口无味，涎不纳，鼻息气匀，脾气通于地也。外伤一身尽热，知先太阳也，从外而之内者，先无形也。内伤手足不和，两胁俱热，知先少阳也，从内而之外者，先有形也。内外俱伤，人迎、气口俱盛，或举按皆实大，表发热而恶寒，腹不和而口无津液，此内外两伤。凡诊必扪手心、手背，手心热是内伤，手背热是外伤。外伤寒热往来，积邪在半表半里。内伤寒热，系气血两虚。盖气虚则寒，血虚则热。一云脾虚则热，胃虚则寒。脾胃者，气血之原也。

内　伤

外感内伤，病之关键。于此昧焉，何足言医。夫外感张仲景言之详矣，内伤李东垣言之详矣，至于内伤夹外感未有言之者也。矧外感风寒，则身热、鼻塞、声重，左手脉洪盛，有余之证，当发不当补。内伤喜怒、饥饱、劳碌，则身微热，口苦，右手脉洪盛，乃不足之证，当补不当发。至于内伤夹外感之证，又当补发兼施，辨之不可不详，施之不可不当也。如内伤夹外感者，于补中益气汤中，春加川芎、防风、荆芥、柴胡、紫苏，夏加干葛、石膏、薄荷、甘草、升麻、柴胡之类，秋加苍术、防风、荆芥之类，冬加麻黄、桂枝、炮姜、附子之类。两手脉俱洪盛，而身热、鼻塞、口苦俱见者是也。如内伤夹热、夹郁而发者，则于补中益气汤内加火郁汤之类。其人平素心胸瞀闷、手足发热、小便赤，脉沉数、洪数，身热者是也。如内伤夹痰者，则于补中益气汤内加半夏、竹沥、姜汁之类，其人肥白、喘满、吐痰，脉沉滑、洪滑者是也。夫外感、内伤不同，发表、补中有异，岂可妄施治法哉。

东垣论饮食劳倦为不足之证，治用补中益气汤。王履道[1]又论，不足之中当分别，饮食伤为有余，劳倦伤为不足。若人伤饮食而留积不化，以致宿积郁热发于外，此为有余之证，用枳术丸等方消导。若人伤饥失饱致损脾胃，非有积滞则当用补药。盖脾胃全赖饮食滋养，今因饥饱不时，失其所养，则脾胃虚矣。又脾主四肢，劳力辛苦，伤其四肢，则根本病矣。或专因劳力过度，或饮食失调之后，加之劳力或劳力过度之后，继之饮食不调，皆是内伤元气不足之证，而宜用补药也。但须于此四者之间，审察明白，略为加减，无有不效矣。

脉左手沉细虚，右手浮大数，或豁大无力，口不知谷味，得之劳心嗜欲、七情纵酒、饮食饥饱过度，此内伤也。初虽未觉，久则成患，以致身痛、头疼、潮热、恶寒，证类伤寒，实非伤寒。倘用麻黄等剂，大发其汗，热不肯退，再以寒药泻火，以致清气下陷，浊气转升，因而食下胸满，又大下之，中气更不足，以致大汗亡阳，下多亡阴，阴气耗散，伤而又伤。所谓实实虚虚，损不足益有余，如此而死者，非医杀之耶？

内伤寒热，间作不齐，发热而微，汗至颈、至脐而还，口不知谷味，日日如此，或兼泄泻，用补中益气汤加附子一法。服诸伤寒药不愈，有如疟状，汗而又热，热而

① 王履道：元末明初医家王履。字安道，号畸叟，又号抱独老人。此论语本《医经溯洄集·内伤余议》。

又汗，头痛发热，或自语烦躁，不思饮食，遍身骨痛，用补中益气汤加羌活一法。头痛甚加川芎、蔓荆子一法。或无汗热不退，或咳嗽痰中带血，咸宜补中正方，多服能除阴虚潮热，不宜用人参、黄芪。

凡内伤发斑，因胃气虚，虚火游行于外，宜大补而降之，亦有夹痰热者，宜微汗以散之，切不可下，如下之恐变危证。

内伤病退，燥渴未解者，有余热在肺也，可用沙参、茯苓、甘草，加少许姜汁冷服，虚者可用人参。

左脉沉细虚，右脉浮大数，服补中益气汤不愈，余热不退，泄泻烦躁，保元汤加白术、陈皮，姜、枣煎服，正气足而邪气自退。身热喜近衣者，加附子六七分。余热不尽，口干不渴，用芪归汤加甘草七分，若用白虎汤则死。

内伤用补中益气汤不愈，三两月潮热不退，腹满嗳气，不思饮食，保元汤加炮姜七分，肉桂、吴茱萸、炙甘草、陈皮各五分，白术、附子各一钱，水煎服。病后余热，虚烦不眠，归脾汤，恍惚加菖蒲三分，口干极烦躁加麦冬、五味。似疟寒热，一日一次，来日身胀要打者，属脾阴不足，六君子汤加白芍七分、归身一钱，姜、枣煎服。泄泻者不宜用归、芍。柴胡五分，自汗者去之。黄芪酒炒七分，如食嗳加神曲，肺吐清痰去黄芪，加五味五分，恶心加炮姜、肉桂五分，骨蒸有热加知母，久病咳嗽作虚治。日久大便结燥，饮食不进，虽十日不解，无他虑也，宜十全大补汤加姜、枣。

内伤虚损，调理十全汤去川芎、地黄，减归身，寒加附子，百帖无妨。调理莫过参苓白术散，如腹痛加木香，便燥加归身一钱，嘈杂加陈皮、川连，胁痛加酒炒白芍，饱闷加砂仁。

内伤病证，日久不愈，浑身热甚，大便燥结，脉洪大有力，六味汤加肉桂，如小水不利加牛膝。

内伤用补中益气汤，三五帖而汗不至足者难治，或五六帖后遍身疼痛者亦难治。内伤发热，头痛六日后，或泄泻，自汗至颈而还，亦不可治。又最可畏者，身痛硬胀。

内伤身无大热，头不甚痛，胸膈饱闷，大便不通，庸医下之而仍闭，闭而又下，下而不愈，阴已将亡。或遍身疼痛不能转动而腹胀，内中必有积血，虽精神清爽，饮食可进，亦不能治。

内伤气虚作胀，用补中益气汤加和中散，脉有力者为难治。

内伤证，口不知味，用寒药固不可多，热药亦不可久，但宜温补，以邪从虚至也。病愈后，参苓白术散、八珍散调理。一月后痰火不退者，不必理痰，宜求治脾胃，方保无虞。身热不必理热，保元汤、生脉饮、补中益气汤加桂、附，甘温除大热，先圣之言也。不但内伤，凡病皆宜理脾胃，此第一义也。

凡起病为脾胃十之八九，脾病四肢不能为用，倦怠无力，口不知味，四肢热如火，或身无大热，冷汗自出，四君子、保元汤加附子；或溏泄，呕吐，自汗，脉微细无力，四君子加姜、附，二陈加煨姜，急理其脾。虽有杂证多端，亦不及虑矣。虚损潮热，升阳散火汤，后用大补。或日日潮热，或一寒一热，宜益气汤，重用黄芪、甘草，此甘温除大热之法也。脉细数极，其病将危，五服不愈，治亦难矣。若中有脾胃现证，或寒或热，只从脾胃上医治，诸病自退。

内伤作外感医，虽不死亦变劳弱，此生死关头也。杂证寒热间作而不齐，伤寒寒热齐作而不间，或发热头痛，热后自汗，至颈而还，宜用补中汤三五帖，莫因一二帖不效便换药，须知药力未至也。内伤其病多端，或发热、头痛、畏寒，或一日一次发热，热尽而汗，来日又同，或胁痛、泄泻，变证无常，俱宜补中正方。或服表药而无汗，宜补中加羌活、防风。

外感有汗便愈，不比内伤也。若寒热间作，一日一次，状如疟疾，腹中不和，口不知谷味，是内伤不足之证。若发热，热尽而汗出，恶寒，寒尽而热，汗出如冰，汗尽而热，热尽而汗，证无休息，头痛之极，二便不利，又无内胀，此是干涸不治。或腹中不和，懊侬不识，发热无汗而不头痛，服补中汤五六帖不愈，谨防变劳，虽不死，亦必三五月方好。

内伤寒热汗间作，一怕头极痛，二怕二便闭而短涩，三怕绝谷泻痢。虽非伤寒两感，亦是气血两虚，所以防其不治。

内伤虚损，宜保元汤加归、芎。发热畏寒加附、桂，甘温除大热，理必然也。泻者去当归。烦躁口干，是津不到咽而干，非渴也，血虚故耳，切忌用白虎汤，宜保元汤加归身、灯草、竹叶、麦冬等味。不眠加枣仁三钱。倘病明系虚证，热极而汗，汗解后又热，汗出如水，阳随汗出，发泄在外而不归，保元加浮麦、牡蛎，或棉子仁炒焦煎服。心神不安，夜服安神丸又不愈，当用何法？须知下虚不能奉上，虚阳上并不能下达，保元加木瓜，使阳气内复，更用附子、吴茱萸帖足心，引之下行。小便不利加牛膝，大便不利加麻仁，里实六味汤加车前子。若泄泻，脉大，补中汤、保元汤加白术、附子。或有咳嗽，不必治也。或脉细数无力，泻利，气促，保元加木瓜，呕吐加陈皮、贝母、煨姜。自伤寒外，慎不可过用攻邪之药，恐元气不能胜，所以治宜缓也。

内伤证大便闭者，补中加苏梗、杏仁，小便不利加牛膝，汗多加白芍，有汗减升麻，加白芍，口渴加葛根、五味。病久热不退，气短促者，保元加桂、附，烦躁加归、芎、麦冬、五味。若脉大，一热一寒，日日不退，六味汤加麦冬、桂枝。大便闭结，内无大粪，不思登圊[1]，切不

---

① 圊（qīng 青）：厕所。

可下，不求食，不腹饱，七八日便闭，亦常事耳。大便去而不去，气虚也；了而不了，血虚也。总宜益气汤，以白术、当归消息盈虚之。

凡内伤证，若服竹叶石膏汤，须防失血，过二十一日必反。服黄柏等药，须防呕吐、泻利，一二月内必见。

内伤益气汤证，上焦两胁有病，俱是风热郁火，必加疏风散火之药，不宜姜、桂。惟下焦、中焦有病，姜、桂可以重用。

病证多端，但属内伤，有似十二经皆病者，俱宜从脾胃上调理，以脾胃乃诸经之本也。

内伤证，表热已解而湿热留于上焦者，于调理药内加茯苓、半夏，清痰理湿；湿热留于中焦者，加木香、砂仁导湿实脾。

似伤风，乃内伤不足之证，饮食劳役所伤，亦恶风自汗，若在温暖处则不恶矣，与伤风、恶风、自汗颇同。如居露地中，遇大风不恶，惟窗隙小风反恶之，风不尽恶，与伤风不同。内伤鼻流清涕，头痛，自汗间有，气少不足以息，语则气短怯弱，妨食，或食不可下，或不欲食，腹中不和，口不知谷味，小便黄赤，大便常难，或涩或结，或色黄如糜，或溏白色，心下痞，胸中闭塞如刀刺痛，有时胃脘当心而痛，两胁痛，相火上行，乱于胸中，热伤元气，气粗息喘，四肢不收，无气以动，懒倦嗜卧，外感俱无此证，故易为辨也，宜用补中益气汤。盖饮食劳倦，则心火乘其土位，肺先受害，不能管摄一身，营卫无润泽之资，故本方黄芪最重，人参、甘草次之。脾胃一虚，肺气先伤，重用黄芪以益皮毛，不令自汗。上喘气短，损其元气，故用人参以补之。因心火乘脾，故用甘草以泻之，所谓急者缓之也。白术除胃中热，胃中清气下陷，用升、柴以提之。气乱于胸中，清浊相干，用陈皮以理之。阴火伤其生血之气，致营血亏而火炽，血中伏火，日夜煎熬，心与包络血减火盛，心乱而烦，用当归以和之，稍加黄柏以救肾水，且以泻阴中伏火也。如烦不止，加生地黄以补肾，水旺而火自平。如气浮心乱，安神丸定之。

寒热，六腑之阴虚于外也；二便自利，五脏之阳虚于内也。

凡人素有病，若劳碌动作，反觉精神强健，此乃阴火沸腾，扶助于内，不知乃元气之不足也。故一静养，则阴火退而阳复，反觉神倦气弱矣。然而阳复，内伤有向愈之机，阳复而愈，诸病皆然也。

内伤病久，必转病而后阳气活动。脉弦者，转疟方愈；脉缓者，转痢方愈；肺气不足，转伤风咳嗽方愈。盖转疟是少阳阳气通也，转痢是阳明阳气通也，转伤风咳嗽是太阳阳气通也。阳气一通，病邪自退。

内伤胸满而喘，是阳气下陷，阴火上升，热伤元气，脾气不足也。若作有余之火，用桑皮等药泻之，是益虚其肺气矣。

凡似伤风咳嗽之证，乃因肺虚不能外卫皮毛所致者，宜用温肺汤，以固肺为主。若用寒凉，则肺气益虚，不能生肾，肾水枯则相火旺，相火旺则骨髓蒸干，劳瘵所由作也。劳瘵不作泻者，阴血骨髓皆枯也；善食者，胃中火盛杀谷也。

内伤发热，是虚阳上浮，下寒而上热，内寒而外热，其热是假也。盖肝、脾、肾三阴在下，三阴中有三阳。若阳气虚，阴气胜，则三阳上逆，三阴独滞于下，太阴无阳明之阳，少阴无太阳之阳，厥阴无少阳之阳，阳浮于上，身热所由发也。王胥山曰：太阴，脾也；阳明，胃也。脾与胃相因为表里也。少阴，肾也；太阳，膀胱也。肾与膀胱相因为表里也。厥阴，肝也；少阳，胆也。肝胆相因为表里也。有阴不可无阳，有阳不可无阴，一阴一阳，其相配乃所以相济，此天地之至理也。故用炮姜回阳明于脾，肉桂回少阳于肝，细辛回太阳于肾，三阳下降，则火归原而热自止，故曰温肺汤乃退热之圣药也。

内伤之证，中气虚也。中气者，当脐中空处，两肾中间也。脾气在中气之内，与中气相为依倚，非即中气也。中气以空为贵，其所以能空者，由脾能运转，阳气上升而后中能空也。若脾气下陷，填塞其中，则脏腑之根蒂以伤，气血往来之道路以窒，病自此起矣。脾之所以能升者，由胃气升发，脾有所禀也。故脾气散精，上输于心，心输于肺，肺输于皮毛，轻清者入于经络为营，慓悍者入于皮肤为卫。故凡饮食入胃，全赖脾气运之。其精气上行于肺，化为津液，肺复降下，四布入心、入脾、入肝为血，入肾为精。其浊者入于脐下之幽门，传于小肠，达于大肠，会于阑门，糟粕出于广肠，津液沁于膀胱，所以清升浊降，生生不息，既寿且康也。倘或饮食伤胃，脾无所禀，或劳役伤脾，不能转运，脾胃之气既滞于中，则金无所藉以滋养，而不能生水，水无所藉以相生，而不能制火，命门之火必过旺矣。命门之火与心包络，一脉相通。命门火旺，心火亦旺。胸膈之间无非阴火之炽，火乘土位则金失其职，火从而克之，故气高而喘者，阴气填塞于肺，肺气为之不利也。身热而烦者，火盛血干，心神无所安养，故燥而烦热也。是心肺之气病而著见于外者如此，故或似伤风，或似伤寒，皆阳气不足之所致也。若认作外感汗之，则肺气益虚，下之则阳气下陷，轻者多重，重者多死。故东垣《内外伤辨》曰：外伤者是为有余，有余者宜泻之；内伤者是为不足，不足者宜补之，此补中益气汤所由设也。用人参、黄芪、白术、甘草、当归以补气血，用陈皮以理气滞，用柴胡、升麻以升清气。清气升，浊气自降，元气周流，运行不息，观之天地位而万物育，其理一也。

验案

一人内伤，身中困倦，食后恶心。此证全由脾阴不足。脾阴不足，则胃阳不升，而肝邪来侮，肝火上行而胃中之真阳不能生发，则金失所养，而水亦衰弱，三焦皆阴火矣。宜四君加清火扶金之药，则肾不治而自安，火不降而自平。盖金浮则水升，木沉则火降也。

一人身热，头患昏晕、言语恍惚，此上热也；泄泻、自汗、脐中痛，此下寒也。上实下虚，宜温、宜汗，五苓散加炮姜、吴茱萸少许，水煎热服，一剂而愈。

一人十三岁，吃面饼后即洗浴遇惊，以致发热似伤寒，二三日后右胁痛、下午潮热、口渴。用归脾汤加栀子饮之。盖受惊则气散，血不归络，浊气归心，淫精于脉，夫心以生血也。如心气散，则血不生而火炽，胁痛、潮热、口渴，血虚火炽。归脾汤益心气养心血，所以主之也。

外感

风[1]

伤风脉浮缓，憎寒身热，烦躁不安，鼻流清涕，欲语未竟而嗽，自汗恶风，宜桂枝汤。

伤风乃有余之证。头痛，鼻流清涕，常有传入里方罢，声哑，鼻塞不通，能食，腹和筋骨疼痛，不能摇动，头重著枕，非扶不起。

寒

治伤寒，其要只在扶阳。病之所在，皆阳之所不至

---

① 风：原无，据目录补。

也。不知扶阳之义，无论、汗吐、下不能如法，即治法无差，而他病复起，亦恐不能全安也。扶阳者，冬阳在内，引而外之；夏阳在外，引而内之；春阳初发，引而发之；秋阳欲入，引而入之。阳之所至，阴寒自息。如物受阴寒之气而伤萎，一遇太阳则复其原矣，此为治伤寒之要法。不惟寒证为然，而风湿、暑热亦多类此，不过阴盛扶阳，阳盛扶阴。扶阳者，扶原阳也；扶阴者，扶真阴也。真阴所以配真阳，真阳亦人之原阳也。后之论阴阳者，以火为阳，而不知真阳非火；以水为阴，而不知真阴非水。盖一言水火，即系后天有形，必有过、不及之弊，乃是先天一阳真气耳。纯得之则为仙，纯失之则为鬼，一有不到即为病，故治病必求其本。本者，原阳也。经云：苍天之气清静。苍者，无他杂色也，纯乎阳者也。其余则为青、黄、赤、白、黑，分属五行而为后天矣。至于苍天之气，则为纯阳之本，扶之可以有生无死，此伤寒所以必顾真阳也。

伤寒过二三七日不愈者，因气不足也。扶原为主，从脾胃调理，庶不枉人性命。

热暑燥

伤寒热病之由，火先动于火未动之时，水乃亏于水正旺之日。治法以救阴为主，宜清润也。

汗多，禁利小便；小便多，禁汗。

暑病有二：曰中，曰伤。中暑者，动而得之，因天时亢热，致伤肺气，非形体受病也，人参白虎汤主之。伤暑者，当暑之时，为房屋阴寒所迫，周身阳气不得发越，静而得之，非阴证也。王胥山曰：此证是先已微受暑气于内，外又为阴凉之气所抑而成，即俗所谓寒包暑也。有谓此是直中于寒，与暑证有何干涉者，其说未免有误。调中益气汤加附子饮之，退后以清暑益气汤调之。中暑，脉洪大，大渴引饮，身热心烦。伤暑，脉沉实，身形拘急，肢节疼痛，心烦肌热，无汗。初病微恶寒，可表之。

中热、中暍者，暑证也，行人劳碌得之。恶热，肌肤大热，大渴引饮，汗泄无气以动，热伤肺气，白虎汤加生脉散主之。

燥热之病有似热证，胃气不行，内无津液而干涸，求汤饮以自救，非渴也，乃口干，舌虽干而舌根多润，欲饮而饮汤不多，脉豁大无力。燥甚者，亦郑声而不谵语，此血枯之证也。宜黄芪当归汤主之，服白虎汤、五苓散则死矣。

验案

一人年十七，初秋病身热如火，至六日郑语不止，寻衣撮空，昏不识人，泻利日三四十次，目开不眠。用甘草四钱、归身三钱、麦冬五钱饮之，目稍合，脉之豁大者稍敛，重用生地黄、白芍、归身、麦冬、五味子、甘草，然后神清泻止，调理而愈。此真象白虎汤之燥病也。其泄泻者，肾燥也，故以生地黄涩之。

湿

中湿，浑身强直，四肢多倦怠不举，法宜疏利小便，切不可轻易下之。

雨中露天，湿衣湿地，皆能受湿为病，在肝肾二经，大便泄，小便赤，脉微而缓，五苓散主之。

求汗

有初病而即自汗出，其后热甚而反不得汗出者，此阳气发泄而阴血不足故也。张东扶曰：阳气发泄，故初病即有汗；阴血不足，故热盛反无汗。宜用芎归汤一二帖后，再加苏梗一二分，则汗出而愈矣。

又有寒热交作，汗出热退，少顷又寒，此阴阳不和，宜小柴胡汤加川芎、当归、白芍。盖余邪未尽，则阴阳不和，用人参、甘草、半夏以和阳，川芎、当归、白芍以和阴，柴胡、茯苓以彻半表半里之热也。

有六脉空大而迟缓，里气已虚，身微恶寒，而表邪未尽，用白术一钱，附子三分，加桑叶二钱。

又有夏秋之交，身热恶寒而脉豁大，宜芪归汤加桑叶。

求吐

或寒气，或寒饮食留滞在胸膈之间，用理中汤和之，托住正气，自然得吐。

有食在胃中，用平胃散、二陈汤升其胃气，自能吐矣。膈上有痰，满闷壅滞，宜吐，炒盐调滚水吐之。

绞肠痧，用盐调滚水探吐之。

夹食停痰，木曲而不直，平胃、二陈消导自吐。

痰涎壅塞，胆矾三分，硼砂二分，研末，滚水调服吐之。

求　下

久病虚损，补中益气汤加苏梗、杏仁，或芎归汤加二陈，或六味地黄丸以润下之。

杂病一月，饮食少进，烦热不退，宜补中益气汤加苏梗、杏仁；腹胀加姜、桂、吴茱萸少许；热不退，去三味，加附子，虚嗽者亦宜。除虚损外，诸病渴甚，要饮水者，急与五味，此救阴之道也。张东扶曰：五味子惟肾虚津少作渴宜之，余当审用。

凡病久左脉沉虚，右脉洪大，大便结燥，乃阳陷阴分，脾胃受病也，六味丸加人参、车前子。又久病而左脉沉虚，右脉洪大，初时正气虚下陷，宜补中汤升之。若下陷既久，阴血干涸，气血俱虚，燥火愈炽，若升提之，则头痛、喉痛诸证作矣，必宜用地黄丸壮水之主以制阳光。洪大而无力之脉，用六味而不加人参，火退脉必涩。盖加人参，则气下也。此皆求下之道也。

卷之七

虚损

虚损一证，或从上而损下，如金衰卫弱而多外感之来，则气伤而肺损，肺损则不能制木，木邪乘土，土又不能生金，而水益枯，火益旺。此由上而下，故有毛落、喉哑等证，斯时若遽用六味、七味，则脾益伤而病益重矣，当以四君、保元加减。或从下而损上，如因情欲抑郁所致，则精伤而损肾，肾损则木枯而生火。此由下而上，故有足痿、口干、寒热等证，斯时若遽投四君、保元、补中，则多滞而火起，病益增矣，当用六味、金匮等方，而后以保元、白术散调之，然白术、白茯苓泄阴伤水，亦当慎用。凡由上损下、由下损上，最要一关，皆在脾胃。脾胃一伤，便不可救。脾胃不伤，虽百病杂出，不过阴火为患。故杂证不必顾，久近亦不论，生死凶吉只视脾胃二经也。

凡虚损之病，命门火旺，肾水不足，阳明化燥火，肝气与胃气相联，胃火旺，故肝火亦旺，木燥土干，心火炎上，金无养，水无生，五火交炽之时，若用黄柏、知母滋阴降火，是犹干锅炼红，倾以一杯之水，激助火势，立地碎裂矣，甚可畏也。若脉带缓，是胃气未绝，犹可调理，用四君加山药，引入脾经，单补脾阴，再随所兼之证而用之，俟脾之气旺，旺则土能生金，金转能生水，水升而火自降矣，此合三之治法也。若脉见短数、紧数、细数者，断不可治。

火与元气势不两立，一胜则一负。盖元气藏于二肾之中，静则为水，动则化而为火。肾者，肝之母也，元气足则肝子以承乎？心主神明出焉，为化为育而生生不息。若房劳辛苦之人，七情六欲损伤元气，心神失养，相火亢烈，亢烈之火不能生土，则脾土有伤矣。脾伤则金气不足，不能平肝木，木转以克土，则后天伤。金气不足，则水无从以生而先天伤。二天俱伤，则不能转相滋养，五脏失其生成之职，相火不期燃而燃矣，水竭无以制之则死。其中亦有可救者，胃气不绝，用药力以养脾胃，生脉散加黄芪，兼滋生之药佐之，或保元汤加减。但见潮热，宜补中益气汤专用；火炽，宜升阳散火汤发之。若不治其脾，则五六[①]相煽，不可治矣。若虚而不泻，宜血分中补气，保元汤加滋降之药。若作泻困热，宜气分中补血，保元、四君加白芍、炒松花。如自汗乃阳虚，宜加附子。胸中火烁，痛如刀割，用四圣丸，痛愈则止。久泻伤肾，用保元兼四神丸；或腹胀，和中散合补中益气汤。脉见平和而病不愈，药力未至也，不可更换。倘脉见细数、紧数，皆邪

① 五六：即五脏六腑。

脉变异，若兼呕吐，不祥之兆也。又口失滋味，不思饮食，不可看作胃绝，是胃有虚火，当滋生元阴之气。若用燥药，以火投火，而心失其所养，则上无以益下，下无以奉上，五脏空燥，反用燥药，不死而何？盖万物赖脾以生，脾气一伤，则九窍不通，诸病生焉。治病不愈，必寻到脾胃之中，方无误也。

虚损久病，皆是伤脾，脾伤则肺先受之，肺病则不能管摄一身，脾病则四肢不能为用，当养胃气。胃非善食之谓，要有生发之气，以养万物，生化之原也。养者，保元气为主，以温佐之也。火旺者，乃血虚也，十全大补汤，再随证加减用之。但前从疟、痢、吐、泻而来，纵有变证，只从脾胃治法，保元兼温脾血药。虽有杂证，火旺不必治火，有痰不必治痰，宜参苓白术散随证加减。吐加炮姜，腰腹痛加益智、吴茱萸少许，腹中痛胀亦宜，嗳气加神曲。盖久病心火为主，火为养命之原也。又凡病急者缓治，攻则离散。书曰：大毒治病十去二三，中毒治病十去其五，无毒治病十去八九。[①] 余以饮食谷味养之也。

虚损由内伤而起，先因饮食不节，劳役所伤，房欲所损。病初起与外感相似，但外感头痛、发热、恶寒，其脉浮紧有力，治宜汗解。从表入里，脉洪大，大便燥，治宜通利之。内伤亦头痛，痛而不盛，发热恶寒，其脉紧数无

① 大毒治病……去八九：语本《素问·五常政大论》。

力，宜补中益气汤加羌活、防风，不表之表。若表之太过，汗至颈而还，一日一次，似疟又似痢，若作疟、痢治之，发热更加，有似伤寒矣。但伤寒脉洪大有力，内伤脉豁大似洪而无力，若用清凉汗下，大伤脾胃，必致肺脏亦亏，又增咳嗽、吐痰、吐血等证。又作阴虚火动治之，则脾胃更伤。杂证多端，潮热似疟，皆因脾虚不统故也。

火盛脾阴不足，血枯之证，滋阴不宜，救阴可也。阴从阳生，阳从阴长，用人参、白术、莲心、五味子、白茯苓、甘草。恶心加炮姜，不思饮食加砂仁，胸中气滞加陈皮，泄泻者不宜。汗多加黄芪，恶寒加肉桂。吐血者不宜。若泄泻而诸药不效，胃虚难以受药，用陈腊肉骨灰、锅心饭焦各三钱，炒松花一钱，米糊丸，人参看轻重虚实，用以煎汤，送下六七十丸。此法治人多效。

验案

一女人吐血发热，热甚而喘，用生脉散热更甚，脉或大或小，或浮或数，或弦或涩，变易不常，知其脾阴虚而脉失信也。脉者，血之府，脾统血，血枯故变易不常耳。用保元汤加五味子、山药、杞子、白茯苓，人参重用至五钱，二帖而效，二十帖而愈。

劳　伤

劳病有似虚损，然虚损起于脾，劳病起于肾。虚损蒸蒸发热，自汗，其热按皮肤间即甚热，不能饮食而肥，脉豁大，重按无力不清。劳病骨蒸，按皮肤不热，按至筋骨乃热，食多而瘦，脉紧数。虚损潮热多起于内伤，宜补中益气汤、十全大补汤、四君子汤、八珍汤、参苓白术散、理中汤之类，丸药亦以此等方调理，大忌补阴药。故虚损而转泄泻，脉短数者，不治矣。劳病阴虚火动，多起于伤风，有似疟状，宜六味汤、八珍汤加黄柏、知母，痰嗽加麦冬、天冬、贝母、紫菀，随证加减，切忌香燥药。故劳病阴虚火动而转喉痛，脉细数者不治矣。见证各异，治法迥别。

劳病定无泄泻、汗多之证，必身热、便燥、口干，四物汤加黄柏、知母，以退骨蒸劳热、阴虚火动，然亦不得已用之。如久服，多患泄泻、喘促而亡。

阴虚火动，生地、丹皮、便制黄柏、杞子、五味子、牛膝、白茯苓，可煎可丸。

劳证退热，青蒿十斤，取自然汁熬一分，加猪胆汁七分熬膏，入甘草末为丸，米饮下。此方甚验。

虚劳欲火，梨汁一斤，胡桃肉一斤，研牙茶五两，怀生地六钱，当归末六钱，熬至滴水成珠，入鸡子清一枚，盛磁器内，封口勿令出气，冷水浸去火毒，每日清晨服一匙。

劳证脏腑虚损，身体消瘦潮热，建中汤大能生气血、退虚热。

前胡　细辛　当归　白芍　人参　橘红　桂心　麦冬

黄芪　白茯苓　炙甘草各一钱　半夏七分　生姜三片　大枣二枚

不拘时服。

地仙散　治骨蒸肌热，虚劳烦躁。

地骨皮　防风各一两　薄荷一钱五分　甘草二钱五分

为细末，食前生姜、竹叶汤服三钱。

参芪散　治咳嗽吐痰，声哑，潮热盗汗。

人参　柴胡　五味子　杏仁　防风　羌活　款冬花　桑皮各五分　白茯苓　黄芪　紫菀　归身　川芎　半夏　贝母　枳壳　秦艽　桔梗　甘草各八分　鳖甲三钱　生姜　大枣

水煎服。

阿胶丸　治劳证咳血、吐血。

阿胶　生地黄　白茯苓　侧柏　山药　苏叶各一两　柏子仁　麦冬　人参　防风各五分

蜜丸，弹子大，每服一丸，食后细嚼，煎苏梗汤下。

清骨散　治男女五心烦热，欲成劳证。

柴胡　生地黄　熟地黄　人参　赤茯苓　防风　秦艽　薄荷　胡黄连

水煎。

麦冬汤　治心中烦热，惟欲露体，以衣被覆之即闷，惊悸心怯，面无颜色，忘前失后。妇人患血风气者多成此证，乃是心蒸之状。

青蒿一小握　葱白一寸长，七根　蓝叶七片　苦楝根七寸

童便一升半，煎取一半，去渣，入安息香、苏合香、阿胶各一钱，朱砂、雄黄、雷丸、枯矾、硫黄各五分，槟榔末一钱五分，麝香五分。五更初空心进一服，五更五点进一服。午时前后取出，净桶盛，急入油铫①内煮，仍倾盖虫罐内，扎口埋之深山。此段内尚有缺文。

五枝散　取传尸劳虫。

桃枝　李枝　梅枝　桑枝　榴枝各三寸长，七茎取末　通草　穿山甲炒　全蝎炒，各一两　沉香八钱五分　木香　槟榔　灯草各五钱　红花二钱五分

甘草煎胶为丸，每服三四十丸，空心温酒下。

加减黄芪建中汤　治男妇五劳七伤，骨蒸。

黄芪一两二钱　秦艽　防风　北柴胡　归身　白芍药　熟地黄　地骨皮　肉豆蔻煨　炙甘草　砂仁　槟榔各五钱　猪苓四钱　桔梗　白茯苓　白术各三钱　人参一钱五分

为粗末，每服三钱，水一钟，煎七分，不拘时服。老人，黄芪加重一两。

再仙丹　治劳证，黄瘦虚损，诸药不效者。

大茴盐水炒　小茴盐水炒　麦冬　茯神　地骨皮　防风各二两　远志　人参　龙齿　羚羊角　炙甘草　石膏各三两　紫石英一两

---

① 铫（yào 遥）：一种带柄有嘴的小锅。

咀片，每三钱，枣一枚，水一钟半，煎七分，食前温服，未差再服，以差为度。甚益心力，曾经吐血，服之有效。

桑椹膏 治骨蒸。

桑椹不拘多少，取汁入苍术内共熬，去苍术渣成膏。如肾气虚加枸杞子四两研末，肺虚加人参末一两。

验案

一人无大病，但举体不通泰，六脉弦滞。曰：此从心之郁热不通，又兼力劳、色劳故也。心郁则神失，力劳则气伤，色劳则精害，神失则火去，气伤则多滞，精害则水衰。若不能多药，先以橘红、麦冬服几日，再加五味子服之。再将大体常思则心不郁，将小力运动则气滞通，远色凝神则精自足，如此不但却病，且可长生。

一人病劳半年，虚而欲脱。此证参不可无，亦不可骤用。盖虚极而力不能胜也，只好用五味子七粒以敛其虚，麦冬五分以清其肺，枸杞子八分以滋其肾，山药一钱以助其脾阴。不得重剂，不得顿服，须徐徐呷下，俟神气稍安，始可加参。

阴　虚

语云：阴常不足，阳常有余。故人生受病，若先起于七情，内伤元气，而后及于血气，此从内而及外，阴病十居八九，阳病十居一二。若因外感先伤气血，而后及于内者，则阳证多而阴证少矣。《经》云：男子十六而精通[①]。此常度也，有未至其期而以人为强通其精者，则四体之内，阴气有不满之处，异日多有难状之证。有身体常常恶寒者，盖肾藏精而属水，水涸不能制火，则火燔灼其阴，以致阴虚火动而恶寒，非真恶寒也。盖火极似水，故身中悃懒，觉乎洒淅有似恶寒之状，但日夜无度，静而或作，动而益觉其虚，若神思少息，略得一静，火即潜伏，遇暖而寒即解矣。若动作时发热，静时即止，止时手足心如火烙，或面赤、耳鸣、咽痛，斑疹随出随没，或胸前、两足内忽然作热，有如电状，来无常度，去亦无定，口鼻出入气息时有焦腐之气，寤寐不安而呻吟，唇红舌焦而燥黑，足心似炙，气从脐下入腹，或唇舌、小腹、两胁如火烙，或腰痛如折，骨痿不能起床，遍体疼痛，舌本强不能言，此少阴之脉系舌本故也。或耳鸣如波涛、蝉鸣、鹊噪、琴瑟之声；或耳闭不能听，至夜多梦，睡时惊骇不宁，魂飞魄荡，喜暗恶明而怕见人；或妄见鼠窜蛇行、孩童前后相戏，自觉手足脱落；或头玲珠堕下；或见有人同伴同眠；或鬓发显然如有人揪扯。各样异患不一，总皆肾虚阴不足，火动变见之故也。此不可妄为痰火，遽用燥烈苦寒之药，亦不可执丹溪之法，一例以四物汤加知、柏之类治之。夫知、柏、芩、连，泄有余之火，用之得当，则能祛

---

① 男子十六而精通：语本《素问·上古天真论》。

邪，而元气自复，故有裨益。若真元不足，而亦以此用之，反泻天真，以致大便泄泻，饮食少进，胃气虚而肌肉削，往往致死，不可胜计。又不可执阳旺能生阴之说，治以补中。初用一二帖，略以为中病，久泥于此，岂不谬哉！若房劳伤肾，只宜补水益元汤加减，而诸证悉愈。或有津液之阴不足而火动，发热恶寒；又有精髓之阴不足而火动，则口干舌燥；又有营血之阴不足而火动，遗精梦泄。《内经》言：天气不足，地气乘之；地气不足，天气乘之。昼剧则阳不足，夜剧则阴不足。又有营血衰少，感冒风寒，邪入阴分，五夜[①]发热，宜四物加降火清热之味则愈。或大怒伤肝而内动风热，致气血错乱，留滞阴分发热者，宜舒肝补阴清热则愈。有因饮食惊恐与食相挟，致伤阴气，留滞于阴分而为患者，此阴分受伤，至夜发热，而似乎阴虚火动，其证不同，必须穷本求源，庶几医无谬妄，而病无横夭。经云：阳火易救，阴水难扶。若真阴虚弱，药非百剂，功非岁月，何能全愈。其他外来有余之邪，及过餐炙煿膏粱厚味，以致病热为患者，非惟黄芩、黄连、知母、石膏之类可用，即硝、黄亦不顾矣。虽然亦可用之于壮盛，若元气衰弱，当先补元气，而后去邪。如邪盛，又当攻补兼施，量其虚实而施治，斯为善矣。

① 五夜：即五更。

补水益元汤

熟地四钱　生地　麦冬　当归各二钱　白芍　甘草各一钱　五味二十粒　大枣三枚

熟地大补五脏之阴，安神志，健精脉而填骨髓，故用为君；生地能滋阴退热，有益精壮神之功，同麦冬、甘草，能去神中之火；归、芍补血坚志，安魂定魄，与熟地同用，峻补真阴；此四味大补元阴之圣药也。麦冬清心除烦退热，同五味补元精而止渴，保金益水，勿使火邪伤肺。若火炎伤金而喘嗽者，五味又当慎用。甘草泄心火，心藏神，能降神中之火也。若怔忡恍惚，夜卧不安，加枣仁三钱、茯神一钱。若元阴虚甚，加熟地三钱或五钱，一枚者佳。若火动而燥热，加细辛一二分、甘草一钱、生地一钱、童便半杯。若咳嗽减去五味，加天冬、麦冬、百合、黄柏、桔梗。若火乘心胞络，胸中痞闷，倍用熟地、甘草。若燥渴倍用麦冬、五味、熟地。若胸中有痰不舒，减熟地，去五味，加瓜蒌、贝母、姜汁、竹沥。若坐卧不安，加百合、甘草。若火动腹痛、肠鸣，去五味，加白芍、甘草。若精神短少，加熟地、枣仁。若惊惕心跳，肢体酸疼，加当归、地黄、枣仁、甘草、茯苓。若腰疼骨酸，加杜仲、补骨脂、生地黄。若火动饮食易消，加元参、细辛、白芍、童便。若肺募间连背，心热如杯火，往来无常，加元参、桔梗。若热从睾丸而起，肝火也，加柴胡以达之。若元阳不足，加人参、黄芪，厥加附子。若火乘阳精之分，梦遗，加山药、山茱萸、枸杞子、细辛、莲花蕊，兼用六仙丹。如禀气壮盛，可用知母者，酌而加之，使火邪无犯元阳。如尿后沸滴[1]，二仙丹加龙骨、莲蕊。若虚火游行无定，斑疹出没不时，遍发红热，加元参、生地，壮水之主以制阳光，去五味子。若洒淅似乎恶寒，并加生甘草、童便，切不可用诸寒剂，只补其阴，则火降而寒自除矣。

若手少阴心经素禀原弱，日间劳心伤神，夜或房欲损精，精气怯而不能养神，以致火乘心经，患手心尾尻火热，或往或来，心跳不静，睡卧不安，惊惧不宁，睡至子时则醒，至天阴反倦卧，舌心焦燥，两手小指有时忽热如电，时有时无，口鼻出入呼吸，唯觉蒸蒸热，干燥若渴，无焦腐之气、呻吟之声，但筋骨蒸热无游行之状，与足少阴证稍异，宜滋阴补心汤。

熟地三钱　当归　官桂　麦冬　生地　杏仁各一钱　白芍二钱五分　甘草　茯神各一钱　小麦一撮　大枣三枚

若足厥阴肝，患火眼霎时肿起，或足大指头循足跗内臁去内踝一寸，入腹近脐两旁，至左乳下期门边，有热如蛇行，行至胸胃而散，皆肝血不足，以致虚火为患，宜滋水补肝汤。

熟地　生地　当归各一钱　白芍一钱五分　甘草一钱

① 沸滴：余沥不净。沸，涌出貌。

柴胡　元参各八分

足太阴脾病，有因思虑过度以致伤神，或因饮食不节而伤脾，或因郁怒不节而伤肝，肝木凌脾，以致火动为患，右胁热，或足大指端循指内侧白肉际间，内踝前臁上腹热如电状，或自觉手足脱落，眼见虚形，或喜食易饥，或食入反胀，并宜益阴滋补。虽有火动，不可用苦寒，宜于补阴药中加炮姜以反佐之。或面色焦黄，肌肉不泽，神困意懒，痰有红筋，并宜养阴补脾汤。

白茯苓　茯神　甘草　白芍　生地各一钱　山药　归身各一钱半　熟地三钱　大枣二枚

手太阴肺病，有因悲哀伤肺，患背心前胸肺募间热，咳嗽咽痛，咯血，恶寒，手大拇指循白肉际间上肩房①，至胸前如火烙，宜百合固金汤。

熟地　生地　归身各三钱　白芍　甘草各一钱　桔梗　元参各八分　贝母　麦冬　百合各半钱

如咳嗽，初一二服加五味子二十粒。

若人入房，劳心太过，患经月不寐，梦寐不宁，须澄虑②内观③，药用补水宁神。或补阴而反梦遗，此神中之火已降，诚为佳兆，不必疑此而另更他药。有病飞走狂越，似乎有余，用诸寒而火愈炽，此神思火动而真水不足故

① 房：大成本作“背”。

② 澄虑：澄清思虑。

③ 内观：即内视。道家的修养方法之一。谓不观外物，绝念无想。

也。当救真水，其火自降。《经》云：寒之不寒，是无水也[①]。治以元参甘草汤，清其神火，俟火热稍缓，仍以壮水益元汤主之。若耳闭、咳唾、呻吟、肌骸、骨痿、腰折，并以补元益阴汤佐桂以从。若因风湿痰火与气逆血滞之类，而后骨痿腰折，不在此例。

补元益阴汤

熟地三钱　当归　生地　枣仁各二钱　白芍　甘草　茯神各一钱　麦冬一钱五分

元参甘草汤

生地　归身　元参　白芍　甘草各一钱　麦冬二钱

若邪陷阴分，骨蒸咳嗽，烦热，夜作而旦愈，先用逍遥散三四帖，后用生料四物汤加升麻、柴胡、干葛、防风、茯苓、甘草之类以提之，切不可作阴虚治。

若素患血少，而阴血中之阴不足，不能生化，以四仙汤时时服之，有火重加甘草，或滋阴益神汤亦可。

生地　熟地　杏仁各三钱　归身三钱　甘草一钱

若元阴衰亦有汗，火乘阴位，精被熏蒸而出，犹炙竹而有油，切不可用参、术、芪、桂以敛之，惟补阴则火伏而汗收矣。如阴虚被湿熏蒸而有汗，或相火吊动脾火而有汗，并宜当归地黄汤。若元阴衰弱，火乘营血，为漏崩、便血、溺血，宜补中加醋炒地榆、续断、阿胶之

① 寒之不寒……无水也：语出《素问·至真要大论》。

属以涩之；如不止，再加升麻、柴胡、防风以提之。崩漏证，热则流通，虚则下注，故热当清，用生料四物加栀、柏、知母、芩、连；虚则宜补，用芪、归、参、术加涩血之药；不已，加升麻、附子以托之。如气血两虚，用八珍汤加醋炒樗皮、陈棕灰以止之。如六淫七情所伤，不在此例。

若人有眼角出血，槐花炒焦煎服。若有舌根出血者，用辰砂一钱，灶心土二钱，鸭子清调服。

若有齿缝出血，此伤血脉也。如下唇中齿出血，此伤肾也。宜滋补药中加生甘草、丹皮、童便以制之，不可用苦寒正治。如厚味太过，胃中积热为患，以四物加丹皮、芩、连、柏、栀、膏之类。禀气壮者，可以承气汤下之。因风热乘胃者，亦以四物加荆、防、升、芷、芩、连、栀、柏、膏之属以清之。

若脐中出血，火逼胃气，上不得转运，有失传度之令，故血从胃窍出也。以四仙汤加生甘草、丹皮，佐白芷，加藕汁、柏叶汁、茅根汁治之。

若七窍中出血者，留淫日久，则阴血不得归经，故从毛窍中出，须开郁清气凉血，如归、芍、乌、附、木花、丹皮之类是也。如元阴虚弱，火乘阴分，以致血热沸腾，充灌肌肤，宜滋阴降火者，须看元气虚实，加凉血药以治之。

若耳中出血，多由郁怒所伤，干动少阴风热，以致蒸热沸腾，上冲清道，有升无降，致耳出血。用生地、丹皮、甘草、柴胡、防风、香附、青皮、知母、黄柏以清之。

若诸失血过多，则元阴不能无损，宜以生地、丹皮、甘草降火之药，加童便治之。

若火盛，虽隆冬多饮寒泉雪水，睡卧冷地，摇扇取冷，亦不能御，惟有峻补真阴，须用童便、甘草可以制之。若劳盛风暑，患发似疟，医但知劳而不知有外邪内陷，误用补药，其邪留滞于血脉之间，随气升降，有如阳虚火动之状，游走经络，此不可作阴虚火动治也。当用柴胡、干葛、羌活、防风轻扬之剂，佐参、归、芎、附之属以导散之。盖阴虚脉散无力，邪脉强散有力，或弦缓搏指有力是也。

若元阴不足而泄，名曰肾泄。水谷不分，至而即去，去有常度，日夜一次或二次，与他泄不同。《经》云：阴无阳不生，阳无阴不化①。如泄概以参、术补之，参、术只能补脾而不能滋肾，惟宜补阴之剂，兼以固真散，其泄自止。如挟阳气不足而泄，不可偏执于此。

固真散

山药　芡实　莲肉　茯苓

等分为末。

若元阴受伤而患呕吐，此由木挟相火，上乘于脾胃之

---

① 阴无阳不生……不化：语见《灵枢·营卫生会》。

间也。宜滋补元阴，抑肝制火而清脾，呕吐自止，四物加白芍、甘草，佐茯苓、青皮之属。

若人有行房用力过度，则汗出于肾。《经》云：汗出于肾，逢于风则汗藏风府，内不得入于脏腑，外不得越于肌表，客于玄府，发为肿胀，本之于肾，名曰风水①。宜滋水散风，用四物加羌活、防风、柴胡、荆芥、防已之属，不可作脾虚湿肿治之。若用参、术利水之剂，更使风邪郁陷。

若有人暴死，良久复苏，往来不时而作，此为心火自焚，因劳心惊恐所伤，以致真神气失守其位，亦火乘阴分也，可用四仙汤加甘草、童便。大抵无形之火易复，有形之水难扶，故真阴不足，功非岁月不能，杯水焉济车薪之火？然元气不足，还须补元，如河车可煮食之，甚有奇功。如人乳、牛乳，虚火之人可常服之。如秋石，滋阴降火，亦妙药也。一切阴虚证，后方可选用。

当归百合汤

归身三钱　熟地　麦冬各一钱半　川芎一钱　沙参　甘草　香附　橘红各八分　桔梗五分　小麦一钱　大枣三枚

滋阴生脉散

麦冬五钱　生地　归身各三钱　甘草　白芍各一钱　五味子二十粒

---

① 汗出于肾……曰风水：语出《素问·水热穴论》。

补肾丸

黄柏酒炒　龟板炙　牛膝各二两　杜仲一两　五味子五钱　干葛三钱

天一丸

山药　虎骨　杞子各二两　归身　白芍　生地　麦冬各二两　锁阳　菟丝　补骨各五钱　牛膝一两　熟地四两　河车一具

蜜丸。

益水汤

生地四钱　归身二钱　丹皮八分　甘草　百合各一钱　童便半杯

壮水制阳汤

白麻骨[1]二钱　沙参　麦冬各一钱　当归八分，有痰去之　牛膝五分　元参五分　山栀五分　丹皮五分　绿豆皮五分　莲心七枚　枯芩三分　条芩三分　黄柏五分　泽泻三分　白芍六分　仙茅八分　秦艽五分

若痰盛，清水三杯、竹沥三杯浸；若火盛，水三杯、童便三杯浸；若胃弱不能食，莲子煎水冷浸；若头晕，水三杯、乳三杯浸。真绿豆皮、白麻骨，专用此药，不损胃气，乃养阴退热之圣药也。

---

① 白麻骨：疑为“白马骨”。吴其浚《植物名实图考》：“白马骨，《本草纲目》入于有名未用，今建昌土医以治热证。”

《经》云：营出中焦，卫出下焦[①]。卫不足益之以辛，营不足益之以甘。辛甘合脾胃，脾胃强，何病之有？阴气者，静则神藏，躁则消亡，饮食甘辛，亦养阴之道也。

若元阴虚，病肉脱者不治。骨瘦如柴，大便泄泻，身热如火者不治。咳嗽身热，其脉细数，吐衄者不治。脉大，大便不实兼咳嗽者不治。鼻如烟煤，唇青齿红者不治。九窍出血者不治。肌削咳嗽咯血，脉洪数，喘急喜卧，不能转侧，面目黧黑者不治。发热，恶冷食，烦躁及大便如羊屎者不治。

潮 热

虚损潮热，升阳散火汤，后用大补。或日日发潮，一寒一热，宜用益气汤，重加黄芪、甘草，甘温能除大热也。或脉细数，或脉空大，其病将危，五服不验，治亦难矣。看病有脾胃证现，则原起于脾胃，或寒或热，只从脾胃上调理，诸证自退。

病多潮热不退，初时可用补中益气汤，后则不可，惟宜熟地丸，补纳肾气而潮热自退。

久病潮热，气血两虚，用益气汤，甘草生熟重用之，发散药一味不可加。调理宜八珍汤、十全大补汤，或为丸亦可。

---

① 营出中焦……出下焦：语见《灵枢·营卫生会》。

凡潮热自汗，血气往来未定，六味汤加人参、黑姜，可服十帖。

验案

一人夏时，夜则身热，寅卯时即退，大便或溏或如常，用参苓白术散。嘈杂加川连少许，不嘈杂去连加白芍。盖此证脾胃中有湿热，夜则身热者，卫气昼行于阳，夜行于阴，三阴之脉布腹中，阳气与湿热相合，故身热。便溏者，湿也。发于夏者，湿热之令助本病也。白术散和中利湿，加芍补脾阴。

一小儿久热不退，一日三次发热，热后微汗，汗后发热，昼夜不息，气短促，诸药不效。此久病脾阴虚也。用保元、茯苓二帖而愈。

吐血

血证属火无二议，五脏六腑皆出血之路，所以吐者火也，至后则虚矣。用药一概寒凉，则胃气渐损，生发之气渐衰。血以气为主，血无气养，血不归络，累发之而累寒之，自然成阴虚火动之证。脾肺二络有损，咳嗽、喘促、泄泻，理必然也。血热火动，滋阴可愈。血热火越，滋阴求愈则不能矣。不见天之大雨，是滋阴也，反击动其火，草木皆焚。滋阴补阴，何以别之？四物汤治血之有余，不治血之不足。若论不足，男女之血皆不足也。血虚则无气，血虚发热，气虚生寒，血后寒热往来，是气血两虚，宜用东垣甘温除大热之法，阴从阳生，所以人参、黄芪能补其生化之原也。若见自汗咳嗽，乃肺虚也。血脱益气，古圣之言，虽有杂证，亦未治之。盖血药治血之有余，不治血之不足；寒剂治火之有余，不治火之不足。吐血概用滋阴清火，则胃失生发之气，脾肺先绝，血从何生？必至于死矣。

失血证，皆见芤脉，随其上下以察所出。凡失血者，脉贵沉细，若浮大则难治，豁大无力尚可延，短数、细数、紧数、豁大有力，皆为不祥。

治血初起，以苦甘寒药散火凉血为君，辛凉开郁利气为臣，升清药俾复其位为佐使，久则以酸涩止塞其源，用甘温药收补于后，如此未有不愈者。王胥山曰：治血之要略备矣。

凡咳嗽吐血有汗，用茯苓补心汤，或潮热咳嗽，八珍汤加陈皮、贝母、五味子，以泻胸中之痰。老痰是热，宜贝母、花粉；清痰是虚，宜人参、白术。

吐血之证，或七情所伤，或咳嗽日久，或因伤寒表里不清，渐传而至，心气耗散，不能藏血，五心烦热，咳嗽吐血，及妇人怀孕，恶心呕吐，皆用茯苓补心汤。此方治血后气逆上涌，胸膈饱闷，咽嗌不利，虚火上炎，服三四帖则止，发则再服，盖火郁宜发之也。渴甚加麦冬、五味子。

凡病先防胃伤，宜六味丸、八珍汤加减，寒药不可，热亦不宜。血怕气滞，滞则生发之气反郁而成火。

血来鲜红属热，淡色属虚。血色青淡，参汤磨服犀角、羚羊角，阳气上升，其血必能下降。倘气不升上，血必不复下，可见气有生血之妙，血无益气之功也。

去左胁下积血，乌药二分，枳壳三分，磨服。脉不短数，尚可迁延。吐血血不归经，用炮姜温暖中气，使血归经。炮姜入脾、肺二经，脾统血，肺主气，气行血行也。

吐血，先血病而后吐泻者，无忘其吐泻，四君子加归、芍之类；先吐泻而后血病者，无忘其血病，四君子加山栀、川连之类。吐血宜行血、凉血、和血、补血，茯苓补心汤、六味汤，或四物汤加炮姜，八珍汤加陈皮、贝母、麦冬、五味子，血病必从血治，此为正法。

吐血久而不愈者，肾虚不纳气故也；杂病久而不愈者，脾虚不能统血故也。故血病宜求之肾，杂病宜求之脾。

吐血因阳胜阴虚，故血不得下行，乘炎上之势而出。大法补阴抑火，使复其位。山栀只清胃脘之血，桃仁承气治气壅火塞而吐紫血者，然非治血之正法也。

先吐血后见痰嗽，皆是阴虚火动，气不得下降也；先痰嗽后见红者，是痰积热壅，火炎吐血也。以炮姜末、童便调服，或天一丸。盖壮水之主以制阳光也。

天一丸

黄柏　知母俱童便炒　生地　丹皮　杞子　五味子　牛

膝　茯苓　蜜丸

血证药味各有专司。川芎血中气药，性味辛散，通肝经而行血滞于气也。地黄血中血药，通肾经，性味甘寒，能滋真阴。当归分三治，性味辛温，全用活血，血各归经。白芍阴分药也，通脾经，性味酸寒，能凉血，治血虚腹痛也。人参补血虚，阳旺则生阴血也。辅佐之属，若桃仁、红花、苏木、血竭、丹皮，血滞所宜；蒲黄、阿胶、地榆、百草霜、棕灰，血崩所宜；乳香、没药、五灵脂，血痛所宜；苁蓉、锁阳、牛膝、杞子、益母草、夏枯草、龟板，血虚所宜；乳酪、血液之物，血燥所宜；炮姜、肉桂，血寒所宜；生地、苦参，血热所宜。此正法之大略也。

验案

石埭陈友，年三十五岁，性嗜酒色，忽患吐血，一日三五次，不思饮食，每日只吃粥一碗，滚酒能饮数杯，次日清晨再吃粥，前粥尽行吐出，吐后反腹胀，时时作酸割痛，昼夜不眠，吃滚酒数杯略好，来日亦如此，近七月矣。医人俱言不可治，并无论及积血者。予诊之，六脉虚数，此证吐后宜宽，反胀，吃滚酒略可，此积血之证也。盖酒是邪阳，色亦邪阳，邪阳胜则正阳衰，又兼怒气伤肝，肝不纳血，思虑伤脾，脾不统血，中气受伤，血不归络，积血中焦无疑，宜吐、宜利。但脾胃大虚，不使阳气升发，阴寒何由而消。先用六君汤，白术、苍术制之，加丁香温胃，草蔻治中脘痛，三十余帖。再用良姜一两，百年陈壁土四两同煮，待土化切片，陈皮去白，草蔻、人参、白术、茯苓、甘草、胡椒、丁香各五钱，细辛四钱，共末，空心清盐酒送下二钱。此药功在扶阳，积血阴寒凝结，得阳旺而阴自化。服药后血从下行者吉，如血从上吐，约六七碗，胸中闷乱，手足逆冷，不醒人事，急煎人参五钱、炮姜八分，服之遂静。定后胸中闷乱，脐下火起而昏，用茯苓补心汤一帖而安，又用六味加人参、炮姜而痊。

一人咳嗽吐血，用人参、花粉为末，蜜水调服而愈。

一女白带吐血，子午潮热，口干脉弦。此肝木大旺，脾之真元被木所夺也。清肺则木平，补脾则中气固，六味加人参、炮姜而愈。

一人痰中见血，脉大有力，肺部更甚。此证肺失下降之令也。肺不降者，中宫为浊气郁结，而阴火横行耳。补中益气汤加麦冬、五味子，使中气清而肺令行，自然木沉火降而安矣。

尿血

尿血者，精不通行而成血，血不归经而入便，然其原在肾气衰而火旺，治当清肾。清肾之法，补脾益肺以生水，则火自平而精血各归其所矣。用四君加木通、香附，则气理而精旺矣。

小便尿血，升麻葛根汤调益元散，上下分消之也。

尿血久不愈，阳陷于阴者，补中益气汤。

验案

一人尿血，此脾阴不足也。用熟地以补其阴，阴不足则肝木乘脾而土弱。用甘草、白芍泻土中之木，枣仁、远志扶土之母，以通其升降之道，不为邪气所郁。用麦冬、天冬以清肺，盖肺能降，脾自能升也。若陈、半、术、苓香燥之味，有碍乎阴，不宜。

衄血

鼻血，阳明热证也。阳明经挟鼻，热甚，故血上行也。治宜清之。

鼻血涌出，诸药不止，生地、薄荷、藕节、柏叶、茅根各一钱，生姜五钱，捣汁一碗，磨京墨服。血来盈盆色淡者，此药不效，须用大附子便制五钱，水煎一钟，加姜汁半杯、童便一杯服。

衄血，安神丸二三次不止，用沉香末二钱、山栀末五钱，酒服。

衄血不止，用驴屎烧存性，研末吹鼻立止。

太阳伤寒，血出于鼻者，盖太阳主表，肺主皮毛，亦属表，鼻为肺窍，表气热甚，故其血出于表之窍也。寒凉泻火之有余，不能泻火之不足。若五脏无病，只肾虚火动，应用寒凉，滋阴降火。若脾虚下陷，阴火上升，复用寒凉，则无根之火愈炽，而喉痛咽哑之病作矣，危亡其能免乎？

肠风

肠风泄泻，血出于脾，厚朴丸。心火乘脾，血出于心，归脾汤。因酒湿热，黄芩汤加川黄连丸。内伤劳碌，补中益气汤加地榆。阴结下血，渐渐至多，腹痛不已，地榆汤。久风入中，秦艽丸。久患肠风，十全大补汤。真肠风，风入中而化火也，地榆、槐花对证之药。肠风下血不止，白芷、乌梅二味煎服，以肝藏血、脾统血也。

厚朴丸

厚朴　生姜各四两，同捣，炒焦黄色　白术　神曲　麦芽各一两

共末米糊丸，空心米汤下百丸。兼治五痔下血，永不再发。

地榆汤

地榆四两　砂仁七枚，炒　甘草三两，半生半炙

共末，每服五钱，煎服。

秦艽丸

川芎二两　白芍四两　归身四两　香附四两，醋炒　秦艽四两　槐花四两，炒

蜜丸服。

验案

一人患肠风，下血不止，头目眩晕，三四年不愈，皆云不治。予诊脉，左手沉细，右手豁大。此因内伤寒凉太过，致阳不鼓，故左脉沉细。血不归络，火浮于中，故右脉豁大。用补中益气汤十帖，再用荆芥四两、川乌一两，醋面糊丸，空心服，愈。

一妇年四十八，八月患痢，所服清凉消导，以致脾胃受伤，血无所统，日下数碗，或住一二日，遇有所触，即下不止，至十月肌肉渐瘦。欲补血而脾胃寒冷，欲引血归经而血枯待尽，只宜温养中气，阳生阴长，用理中汤一二帖，后以补中益气汤加防风三分、炮姜八分，煎服愈。

一人大便去血盈盆，血来即晕。此饮食劳碌所伤。血脱补气，用人参、炮姜、黄芪各一钱，甘草七分，腹胀加白芍，水煎服。后用补中益气汤调之。

中　风

中风得之大病，死多生少。治痰先顺气，气顺痰自利；治风先治血，血行风自灭。

中脏者难治，中肺[1]者易治。脉俱来而缓，口开遗尿，手撒发直，目吊喉鼾，肉脱头窜，汗出如珠，皆难治也。

---

① 肺：疑为“腑”。《金匮要略·中风历节病脉证并治第五》论中风有入脏、入腑之别。

卒然不知人事，心虽明而口舌不言，三四日不死，用皂角、生半夏末吹鼻。待其苏后，或半夏末姜汁灌之，即吐痰涎，舌可动摇。大便不通，用蜜枣下行，其气自生，吐后用独参汤。

中风元气不足，保元加附子为主，血虚加补血药，气虚加补气药，痰甚加消痰药，随证加减治之，或小续命汤亦可。

中风大抵自吐者不治，遗尿者不治，脉弦滑洪大者，皆难治也。

中风后多烦躁，是气虚不生血，心无血养故耳。

似中风

似中风之证，其类不一，要皆阳气闭塞，浊火冒明所致。盖气行则脉行，脉行则五官正；气滞则脉滞，脉滞则五官歪。王胥山曰：脉谓周身流行之血脉也。滞于肝则目邪，滞于心则舌邪，滞于肾则耳邪，滞于肺则鼻邪，滞于脾则口邪。故初滞以七气汤之类以理其气，后则随其所滞而平之；必兼肝经之药，因风气通于肝，治风先治肝也。风者，天之肝气；肝者，人之风脏也。

半身不遂

半身不遂，须分左右，俱用十全大补汤，初起必加羌活、防风三五帖。在左用气中之血药，在右用血中之气药。大便闭，虽半月、十日无妨。如闭，血药多于气药；如泻，气药多于血药。俱以此汤调理，丸药用补中益气汤加减。

半身不遂，左为气中之血，盖左关肝木，为升生之气脏，木生心火，心主血，故曰气中之血也。右为血中之气，盖右关脾土，为生血之原，土生肺金，肺主气，故曰血中之气也。其所以不遂者，皆因肝血枯而生风动火也，宜养血补血，忌用风药燥之。

痛风

上体风痛，保元、四物加凉血疏风药；下体痛，保元、四物加牛膝、木瓜、黄柏，或山药、萆薢、苡仁，去川芎。但痛即有火，上加荆芥、防风、生地、黄芩、半夏、熟地。若麻木不仁，属虚，小续命汤加减。晚蚕沙去上焦风热，左右皆宜用。

痛风俱属于火，风湿作痛，风痰作肿，风寒作滞。风湿痛证，古人用独活寄生汤，今人常用羌活续断汤。盖桑寄生、川独活，乃去风胜湿之圣药也。近时桑寄生采桃、梅、榆、枫上者代用，不知寄生不生于桑则性热，伤血损气，故另立方曰羌活续断汤，治之亦效。

验案

一人历节风痛，用四物汤加薏苡仁、秦艽、甘草、蚕沙，养血荣筋效。

疠　风

风为百病之长，而疠风尤为内外两伤。疠风者，俗名大麻风，乃湿热填塞于脏腑之窍，故为病中最难治之证。盖湿属脾，风属肝，正气衰而脾因肝害，风湿日横而正气日虚，欲攻而正坏，欲补而邪兴，惟有针法可治。须在初发时，或于面，或于手足，或于麻木处针之可平。药用蕲蛇、大枫子、川芎、当归之类，亦有愈十中之一二。

疠风皮肉溃肿，湿热填于汗孔也。苦参丸主之。

苦参丸并治赤白癜风

苦参一斤　防风　荆芥　苍耳子　胡麻各八两　川芎　白芷各一两半　黑蛇一条，煮晒

共为末，酒糊丸，茶酒任下之。

又方

苦参七钱半　苍耳子　牛蒡子　黄柏酒炒，各二两　黄精　浮萍各一两　乌蛇一条

浸酒服。

鹤膝风

鹤膝风，风湿热结于膝也。热胜则肿，肿甚则肌肉消削而膝如鹤也。痛甚因风，宜用后方，或独活寄生汤。

主方

麻黄　甘草　半夏　粟壳去筋，各二钱　桂枝五分　白

芍　防风　荆芥各一钱

生姜四两，酒二碗煎，露一宿再煎，温服，出汗为度。上痛加羌活，下痛加牛膝、苡仁。

独活寄生汤并主痛风

白芍　杜仲　归身　防风　白芷　人参　细辛　桂心　熟地　牛膝　川芎　寄生　甘草各一两　独活三两

姜水煎。

癜风诸风附

紫白癜风，疠风中别一种也。风湿燥火皆有之，胡麻汤、四圣丸、苍耳酒皆可选用，外用浮萍四两，汉防己五钱，煎浓汤洗。

胡麻汤并治诸瘾疹、风毒、疥

胡麻一两二钱　荆芥　苦参各八钱　炙甘草　威灵仙各一钱

共为细末，每服二钱，薄荷汤调下，服药后频浴出汗效。

四圣丸并主肾风

白附子　白蒺藜　黄芪　羌活等分

生用为末，每服二钱，空心盐汤送下。

苍耳酒

苍耳子蒸　晚蚕沙炒　五加皮蒸　大茄根蒸，各四两　归身　虎骨炙　羌活　枸杞子　荆芥　油松节　杜仲姜汁炒

牛膝　萆薢　防风　秦艽各二两　白术　黄柏　苍术各一两　木香五钱

用酒二坛，小袋盛药，浸七日服。按：此方与史国公药酒相似，多荆芥、黄柏、苍术、木香、五加皮五味，少鳖甲一味。

流注风方附

甘草节　赤芍药　白芷　当归身各一两　蜈蚣五条

共为末，每服二钱，酒下。

冬瓜风方足细疮流水附

苍术二两　黄柏一两　羌活一两　肉桂五钱

共末，糊丸，不拘时服。外用百草霜、枯矾末醋调搽。

破伤风

破伤风，跌打损伤而伤风也。宜养血疏风，四物汤加羌活、防风效。

验案

周娘娘，十二月杵碎二指，已三月矣，收口平复，半月后手复痛甚，发热身肿，便燥，不能近枕，此破伤风也，作伤寒治必死。用羌活、防风、乌药、归身、生地、白芷、茯苓、甘草、半夏、香附、枳壳，五帖而愈。

羊颠风

羊颠风，系先天之元阴不足，以致肝邪克土伤心故也。用二陈去一身之痰，加朱砂以镇心火，菖蒲以开心窍，丹青二皮以平肝。痰消而心肝之火平，自不致浊气填塞清道而作羊声矣。

大头风

大头风，时行疫病也。宜用麻黄、杏仁、甘草、石膏、荆芥、防风、金银花、连翘、木通、生姜、葱白，水煎热服。

卷之八

痿

痿有风、痿之别，痛则为风，不痛则为痿。盖痛为实，不痛为虚。人之血气实，而风寒客于经络之间，则邪正交攻而痛作矣。虚弱则痰火起于手足之内，而正不胜邪，痿痹作矣。一散邪，一补虚，治法不同，慎之慎之！腰以下脚膝酸软无力，多属湿热。若大便燥结，四物汤加苍术、黄柏、虎骨、龟板、汉防己之属。脾胃虚，四君子汤加上前药。腹胀用苍术煮白术入药内，或参苓白术散加减亦可。骨髓中热，加知母、杜仲、牛膝，知母、杜仲，补脾阴之不足而走骨，得牛膝引退骨髓中邪热，助诸药成功。

五行之中，惟火有二。二肾虽水，而有一火。阳常有余，阴常不足，故曰一水不胜二火。肺金居上，畏火者也；脾土居中，畏水者也。人嗜欲无节，则水失所养，火寡于畏，火性炎上，肺因火热矣。金被火克，木寡于畏，肝木乘脾，脾受木伤矣。肺伤则不能管摄一身，脾伤则四肢不用。泻南方则肺金清，东方不实，何脾伤之有？补北方则心火降，西方不热，何肺热之有？阳明清润，则宗筋滋，束骨而利关节矣，何痿之有？

痿证四肢不举，气血不足，风湿注于四肢而成痿。用川乌不拘多少，生杵为末，每服二钱，好秔米半碗煮粥，加白糖二匙，姜汁二匙，啜之。中湿加薏苡仁末二钱，同煮粥吃甚效。

痿证四肢不用，浑身如绳束之状者，肝气急也，脾受木克，土不生金，肺为火邪所制，宜补脾清肺。肺清肝平，脾无贼邪自愈。丸用白术一斤，白蔻三两，共末，桑椹汁丸。每服五十丸，午前米饮下，忌食面、酒。

验案

一人六月遇考，湿浸于下身，遂致腰以下两足痿弱无力。此脾受湿而四肢不用耳。煎用四君子加薏苡仁、芡实，丸用白术八两，茯苓二两，元米半升，入猪肚内蒸熟捣丸，沉香末三钱为衣，白汤送下六七十丸。

一妇因火起惊吓，遂痰升，遍体疼痛，左半身手足俱软不能动，心中或痛或战，腰疼，口干，头眩，便泄，四肢无力。方用白术、白茯苓、牛膝、川萆薢、杜仲、姜汁炒各一钱，归身、甘草各五分，秦艽七分，姜、枣煎服，愈。

麻木

麻木须分左右上下。左因气中之血虚，归脾汤；右因血中之气虚，黄芪建中汤；左右俱麻木，十全大补汤。上身麻木，清阳不升也，补中益气汤；下身脚软麻木至膝者，胃有湿痰死血，妨碍阳气不得下降，故阴气渐逆而上也，四物汤加人参、牛膝、薏苡仁，引阳气下降；下身麻木，脉豁大无力，宜八味汤加人参。十指麻木，脾不运也，宜温脾土；一指麻木，中风之兆也，宜养血平肝。

验案

一人年三十，身体怯弱，素有劳伤，脚渐麻至膝，昼夜不定。方用八味汤加人参，纳气归肾而愈。

一人右半身无力麻木，身肥，脉沉细，独脾脉浮。此脾虚而有寒湿痰也。用白术八两，半夏二两五钱，甘草五钱，秦艽三两，薏苡仁一两，生姜四两，米糊丸。

一人独四肢麻木。此脾虚不运而气血不行于四肢也，不可作风治。方用四君子加陈皮醒脾，桂枝行阳于四肢而愈。

体强

人身体属阴，其所以和柔者，阳气也。阳虚则浑身强硬矣，宜补肾温胃。阳者，胃脘之阳；肾者，真阳之窟也。若因恼怒而身强，肝气逆也，宜平肝顺气。如因受寒而身强，阳不舒也，宜温中散寒。如因多食而身强，脾不运也，四逆散消食健脾。若因厥而身强，治厥而身强自愈。身强一证，阳气闭塞者有之，所因不同，宜随证而施治。不专于虚，亦有实证而阳不得通畅者，疏之则愈，不可用补也，当以脉辨之。

验案

一人身热至六七日，医用地黄汤，遂致身体强硬，六脉沉伏，目定口呆，气喘不能吸入。此能呼不能吸，病在中焦实也。中焦实则脾不运，方用远志、茯神各一钱，附子四分，去白广皮六钱，磁石、苏梗各一钱五分，沉香二分，一帖身和，六帖而安。盖脾者为胃行其津液者也，脾不运则胃阳不行于肌肉，肉内无阳，所以强耳，醒其脾则胃阳通而身和矣。

身　痛

凡浑身走注疼痛，皆为气滞血凝，有痰勿作痰治，只行气行血而痛自除。用人参、甘草补其气，川芎、归身行其血。无汗加麻黄，有汗加肉桂，痛加乌药、香附、木香，胀加羌活，胸膈不宽加苏梗，大便闭多加芎、归，脾胃虚弱加脾胃药。加减虽有不同，无能外乎气血。气血周流，痛从何来？

如两手脉浮大，气血皆虚，血凝气滞，浑身肿痛者，十全大补汤加羌活、防风，通经活络。倘自汗胀痛，阳气不营于表，表极虚者，补中益气汤加附子。如六脉有力，浑身胀痛，气血凝滞者，定痛散加减，或四制香附散。

定痛散

紫苏　青皮　乌药　厚朴　藿香　苍术　白芷　赤芍各八分　肉桂　吴茱萸　小茴各三分

葱、姜煎，热服。痛在腰，加山药、破故、牛膝、芍药各五分。痛在胃脘，加山楂、香附、槟榔、五灵脂各五分。痛在背，加羌活、独活、细辛各五分。痛在胁，加大茴、延胡、草果、升麻各五分。

香附散

香附盐、酒、便、醋四分制之　乌药

共细末，酒下四五分。

验案

一女患虚证五年，右手臂痛二月有余，胁痛、腹痛、腰痛、遍身疼痛，俱牵心痛欲死。疑为气血壅滞，四物汤合和中丸不愈，此肾不纳气也。用山萸、泽泻各五分，丹皮、肉桂、茯苓各七分，山药、人参、附子各一钱，熟地二钱，沉香汁三匙，三帖效，二十帖全愈。

一女年三十，尝有气痛，走注遍身，后生产之后一日，腹痛不食，遍身注痛，诸药不效，恶寒发热，诊脉洪大有力。方用沉香、木香、良姜、甘草、延胡、乌药、没药为末，酒服三日愈。

一人周身疼痛，面色淡黄。盖人身四肢十二节，三百六十空窍，全赖阳气流行，阴血濡润，然后运动无滞。阳气一亏，则阴血成痹，或涩，或空，或滞，诸痛生矣。则痛处虽多，而其根则一。一者，脾胃有伤也。脾胃者，气血之原也。只在理脾起胃而使气血流行，如保元加葛根、山药，或稍用羌活、苏梗以通行之可也。身痛，古人责之肝气实，然肝之实由肺之虚，肺之虚由脾之亏也，可用温肺汤以补脾肺。

肿

肿有气肿、水肿、食积停痰之肿，又有阴阳肿各种不同。气肿，四君子合和中散；水肿，胃苓汤；食积停痰肿，癞蛤蟆猪肚丸；阴阳肿，六味丸加牛膝、杜仲、破故、小茴，温而利之。盖此证得之汗吐下后，或房劳太过，肾虚所致，故宜温肾而其肿自消也。

凡肿先从脚下起者，湿热在下也，宜先温补脾胃五六帖，次以补中益气汤和之，后以五苓散利之。先从身上肿者，湿热在上也，宜先利其湿热一二帖，口渴加紫苏，次用温补脾胃药。大抵脉浮而无力当汗，五积散；脉沉而无力当温，四君子和中散。

猪肚丸

癞蛤蟆一只，用胡椒一钱，纳口内，猪肚一枚，包缝煮烂丸服。

五积散

白芷　桔梗　当归各三钱　陈皮六钱　川芎　甘草　茯苓　枳壳　半夏各二钱　麻黄二钱　肉桂　厚朴各四钱，姜汁炒　生姜三片　葱头七枚

脐凸肢浮，生之难，主三月而亡也；口青唇黑，死之易，主三日而亡也。此肿证之不治者也。

验案

一人生疮，服败毒散数帖，又水蒸出汗，汗后浮肿，谓药不效。诊之六脉微紧数而无力，乃中气虚也。两足流水，上气喘促，日夜不定。方用六君子加炮姜、吴茱萸，姜水煎，十五帖效，一月愈。

一人喘促、腹大、脚肿，六脉沉细。方用炮姜、肉桂、吴茱萸、甘草、五味子、白芍、半夏、枳壳，愈。

一妇吐血发肿，腹大发热，不思饮食，似疟非疟，大便溏泄，诸药不效。此脾虚清阳下陷，阳不发越也。脉浮大而缓。用四君子加羌活，三帖而愈。

一人六脉豁大，周身浮肿，上气喘促，呼不能吸。此肾虚水泛，气不归元也。八味汤加人参、吴茱萸，十帖效，一月安。调理用肾气丸。

胀

胀证从脾胃生，宜治其先天之水火，使火无上炎而釜底得温，则先后两天相生，肾气与胃气相接，自然饮食进而气无凝滞之患，胀自消矣。若仅用温肾扶脾，而金木之气不从其升降之令，则中气郁而不运转矣。故又须疏肝润肺，木升金降，以使天地得行交泰之道而愈可求也。然中宫青胀，真气多断，十活一二之凶证也。必兼和七情乃效，勿轻视之。

验案

一人少腹青筋胀痛，小便不利。此伤肝也。肝主筋，肝伤则宗筋伤，小便不利矣。少腹，肝之部也。青色，肝之色也。肝既伤，故少腹痛，青色见而胀也。用逍遥散加杜仲以达之。

一人喘促腹胀。盖病在下求之上，病在上求之中。下之胀，肺之弱也。然而补肺用甘寒，寒则伤脾，不若补脾以生肺金也。肺补得行降令而下中自平矣。中气一足，邪火自退，故曰下病求上，上病求中。中者，气血之原也。

昔有一女胀而脉沉，一医用青盐、黄柏、升麻而愈。今有一妇亦胀而脉沉，可例求乎？师曰：不可。前证因命门火郁，使肾之真阳不升，心之真阴不降，故用柏以解命门壮火，使水中得升其真阳，用盐以润心，使无邪火之炽，而真水得下，水火既济，而复以升麻提其清气，清气一升，浊气自降，而脾肺无内郁之弊，胀证愈矣。盖其本在肾而标在心，故三药奏效捷也。今则本在心而标在肾，沉脉同而标本异矣。须温其心阳为主，而治肾为标，和中丸甚合正治之法也。

一人腹胀时吐，小便利而大便闭，大便通而小便闭。此中气实故胀，浊阴不降故吐，清阳下陷，填塞下焦，故二便不能齐通。用炮姜三钱温中而健运，升麻一钱五分升于下，吴茱萸一钱降于上，八帖而愈。

一人腹胀，大便燥结，小便赤涩，口微渴。方用山茱萸、丹皮、茯苓各七分，车前、牛膝各一钱，熟地一钱五分，泽泻三钱。盖脉洪大，服此而安。

一人六脉沉细而数，中气不足，已成胀证。方用人参七分，黄芪、甘草各五分，苍术八分，升麻、柴胡各三分，陈皮、木香各五分，姜二片，枣三枚。有痰加半夏，腹痛加吴茱萸，小便不利加牛膝，肿加薏苡仁。服此方全愈甚多。

一人单腹胀大。温中为主，人参五分，吴茱萸一分，苍术、白术、炮姜、茯苓各五分，炙甘草二分。腹痛加肉桂；小便滞增炮姜，加神曲。

一人呕吐腹胀。用木香三钱，乌药四两，香附、苏叶各二两，甘草一两，为末，滚水调服。

一人腹胀满，常常如饱，不欲饮食，食亦无味。吴茱萸汤，用吴萸、厚朴、炮姜各二钱，白术去白，陈皮、川椒各五钱，共末，每服三钱，姜三片，空心煎服。

一人胸中刺痛胀满，上苦咳嗽，下苦泻利。用调中散，白术、炮姜、归身、人参、五味子、赤茯苓、甘草各一两，官桂一两五钱，为末，每服三钱，白汤调服。

一人多恐而胀。盖其人心常闷而不寡色，色能伤肾，闷能伤心，肾伤则水不升而心火无制，心伤则火不下行而水不温，火上水下而成未济，焉得不病乎？治之之法，温肾平肝，水足以制火而既济矣，乃上病求下之法也。

伤　食

食积停痰，气实之人，二陈汤，随所伤之物加以消导。如伤肉食，加山楂、神曲、草果；伤米食，加山楂、麦芽；伤面食，加神曲、莱菔子。大便坚加大黄，性热者少加黄连。气虚人，六君子汤加砂仁、木香，不用消导。

夏月阳气在表，如有伤食等证，必痰气凝塞。二陈汤加木香、砂仁、白芍，随其所伤，再加消导。身热加干葛，或二陈、五苓，合而用之。

验案

一人因饥吃烧酒、冷肉，遂大吐泻，胸膈饱闷，口渴，四肢沉重。用二陈加和中散，入川连五厘，服愈。盖冷肉滞于胃，故大吐泻；胸膈饱胀、四肢沉重者，脾不运也。用和中二陈散，温中醒脾，脾自健运。渴甚者，中焦壅滞，心火不得下降，少用川连，引心火下行，所以愈也。

伤　酒

凡酒客初病，发不甚重，解酒足矣。续自病重者，以内伤法立方，少加醒酒药味。

年老酒多，发毒不收口者，葛花解酒汤合补中益气汤服之。

酒多伤风咳嗽，用茶叶三钱，苏叶三钱，元米一把，水煎热服。

酒多而伤风下血者，川乌五钱，荆芥三两，醋糊丸服。

胸膈不宽

胸膈不宽者，胃虚阳气不升，胸中大气不布而满闷也。当补肺，肺主行荣卫阴阳，则气布而胸舒矣。宜补中益气汤加附子。

凡胸膈饱闷，皆阳气不达于胸，阴气填塞也。盖阳主畅达，阴则凝结矣。

验案

一妇素常忧郁，胸膈不宽。用川芎、黄芪、归身各一钱，甘草、肉桂各五分，苏叶三分，水煎服。

一女年三十，胸膈饱闷，腹内饥饿，因上闷不能食。用砂仁一两，人参五钱，共末服效。

积　聚

积聚癥瘕。癥者，有形可征，腹中坚硬，按之应手；瘕者，假气以成，中虽坚而或聚或散，无常定位，故其病尚未及癥。夫燥则脾健而消散，湿则脾困而积聚，血不流而滞，则血内凝而癥。用醋煮海石、三棱、蓬术、桃仁、红花、五灵脂、香附之类为丸，白术汤下。或曰瓦垄子[1]

[1] 瓦垄子：即瓦楞子，以其壳似瓦屋之垄，故名。

能消血块痃积，可治癥瘕。

凡积不可用下药，徒损真气，病亦不去，只宜消积，使之融化则积消矣。积去宜补之。消积之法，三棱汤、延胡丸、保安丸、无忧散、鳖甲汤等，俱可选用。

三棱汤

三棱二两　白术一两　归身　莪术各五钱　槟榔　木香各三钱

共末，白汤调下三四钱。

延胡丸

延胡索　青皮去白　陈皮去白　木香　当归　雄黄　生姜　三棱各一两

酒曲糊丸，生姜汤下，或加槟榔、黄芪。

保安丸

炮姜三钱　大黄三两，蒸焙　附子五钱，制　鳖甲一两，醋炙

醋糊丸，米饮下二十丸，积如血肉腐下。

无忧散

黄芪　木通　桑皮　陈皮各一两　胡椒　白术　木香各五钱　白牵牛四两，取头末

共末，每服二钱，生姜汤下。快利后，白粥补之。

鳖甲汤

鳖甲醋炙　三棱　大腹皮　白芍　归身　柴胡　生地各一两　肉桂　生姜各三钱　木香

空心服之。

丸方治伏梁

厚朴　人参　枳壳　半夏　山栀　白术　神曲

丸。

又方治肥气

青皮　苍术

丸服。

煎方治息贲、喘嗽

半夏　吴萸各一钱　桑皮　葶苈各二钱

人参煎服。

又方治奔豚

干葛　甘草各一钱　白芍　归身　川芎各一钱半　黄芩一钱

煎服。

又丸方治诸积

白牵牛四两　槟榔一两　三棱五枚　莪术　茵陈各五钱

醋糊丸。

贴积块方

甘草　芫花　海藻

共末，醋调敷块上。

验案

一女心口有积如伏梁，人参、陈皮各五分，苡仁七分，茯苓一钱，草蔻三分，每发一二服即止。

一人年二十，腹中积聚，所服皆破血之药，脾胃已伤。不得已用理脾化气之法，人参、白术、神曲各五分，茯苓七分，陈皮四分，砂仁三分，不拘时服。

痞　块

痞块，肝积也，肝经湿热之气聚而成也。外以大蒜、皂角、阿魏胶敷之，内以地黄汤加车前、木通服之，以泻湿热。

验案

一妇因丧子忧虑，饮食不思，有块在软肚内。用四君子加陈皮、肉桂、归身、沉香、半夏，丸用茯苓、白术四五两，藏猪肚内，煮烂，沉香为衣，久服全愈。

一妇素善怒，左胁下有块，身肥大，经将行，先一二日且吐且下。此肝木乘脾，脾虚生痰，不生血也。善怒胁块，肝气亢也。吐下者，脾气虚也。身肥则多痰，痰盛者中焦多湿。每经行时气血流通，冲动脾湿，且吐且下也。久而不治，必变中满，宜理脾燥湿。白术一两，半夏五钱，生姜七钱，沉香二钱，共末，白糖和服。

一人左胁有块，右关脉豁大。用乌药一两，附子五钱制之。将乌药日磨二三分，酒送下，俟积行动，乃以补中益气汤加附服之，丸用六味丸。

一人左乳下有一块。此肾虚水不上升，肝火无制，郁而为块也。宜滋肾丸治之，知母、黄柏以滋肾，肉桂以平肝也。

一人小腹左边有块。宜戊己丸治之，白术补脾，白芍、肉桂以平肝，服之全愈。

一人当胸有一块，遇心有所用，即火动上燎其面，时吐痰，脉缓而有力，右手浮大。盖胸为肺室，面属阳明。有块不宽，肺火郁也；火燎其面，大肠火炽也；脉浮大，火脉也。实则泻之，宜养血以制之。四物汤各一钱，肉桂三分，煎服。

一人因忧虑发寒热，三月后呕吐，食仓[①]边有一块，痛直冲心，胸膈饱，便闭，背胀胁痛。盖思虑则伤脾，寒热者，脾气郁也；呕吐者，脾虚也；块痛饱胀者，脾不运也；便闭者，脾约不下也。脾不转运，故诸病生焉。方用二陈汤加苏梗、炮姜、吴萸，一服便通。

一人右脐旁有块作痛，移动不定，大便不通，诸药不效。左寸缓而有力，右寸微大，关脉沉细无力。此肝气虚，脾土衰，土不受克，木无生发之气，肾无可纳矣。不可攻痞，宜益肝、扶脾、安肾，使脾气输则痞运散。人参、熟地、小茴各五分，归身一钱，山药、茯苓各七分，沉香二分，煎服效。

---

① 食仓：穴位名，位于两颐下。骆如龙《幼科推拿秘书卷二·穴在面者》："食仓穴，在两颐下。"

膈

膈证乃七情所伤，郁结不舒而成，最难调理。因失意之由，非药石所能治也。盖思则气结，结则脾不运而胃亦不生发。胃不生发，则肺失所养。肺与大肠为表里，肺无养则大肠不行，大肠与胃皆属阳明，为出入相应之府，大肠不出，则胃亦不纳，不出不纳，则两阳明真气不行，下焦虚寒矣。中焦元气不到，致后天之胃气不行，浊火填塞胸中而否隔矣。用补肾起脾之味，如山药、小茴、磁石、归身、白芍、甘草、生地、北五味之属调之，或可小安。然必意气欣乐，神思爽达，则真气生而可愈。

膈证有气膈、血膈、痰隔之别。气膈开关，用乌药、小茴；血膈用当归、桃仁、乌药、沉香；痰膈用半夏、附子。可医者理脾温肺，如劳役盛者，补中益气汤加附子、制乌药一分。大便如羊屎者，阳陷于阴分而阳气将绝也，亦用补中益气汤以提之。气膈随吃随吐，或食未几即变痰涎而出，火在胃中而丹田真火不足也。丹田之火为少火，火在下化谷为气，少火生气也。火在胃为邪火，邪火传速，故煎熬水谷而成痰。盖火在丹田，乃能生土，腐熟水谷，变化气血。若火在胃中则丹田寒，火乘土位则不杀谷，或吐或成痰。补骨脂、沉香能降火，小茴通真气，乌药理浊气，芡实入肾，人参入肺。血膈时吐时止，胸前作痛，且连背心，血积胸中，气行则血行，宜用气药，枳壳、沉香、芎、归行气导血。痰膈，痰涎稠黏，痰积于胸中，宜用痰药，二陈汤、槟榔、枳壳顺气降痰，前药俱加生姜。膈气中焦无火，惟热在上焦，不用小茴温暖，安能开其胸膈。

验案

一人饮食能进，遇子时则吐泻。盖其人必苦忧思，思则脾气郁结，不能散精于肺。下输膀胱，故津液直入大肠而泻也。吐者脾不健运，不能传化幽门，宿食积于胃中，子时阳升冲动陈垢，故吐也。宜扶脾为主，用人参、茯苓、山药各一钱，炙甘草五分，附子、制乌药三分，生姜一片，煎服愈。

一人年五十五，胸前微痛，无休息时，六脉俱无胃气，惟脾脉略缓。盖胸中受气于丹田，时时心下微痛，乃丹田阳气不到胸也，膈气无疑。脾脉微缓，调理脾胃，犹可迁延，保元汤加山药、沉香。

一女喉间常起噎鲠，饮食难消，舌上干燥，胸前痛如有所伤，两腿无力，面上肉紧六年矣。方用六味汤加白芷、细辛各八分。

嘈 杂

嘈杂，是脾虚肝火得以乘聚也。在胃口，芎归芍药汤加山栀仁、沉香。在胸中，芎归芍药汤加紫苏。在中焦，白术为君，陈皮、川连佐之，或白术、山药、白芍、莲子、人参、甘草和之。在下焦，六味丸，切忌燥药。汗下吐后，胸膈不宽而下嘈杂者，八珍汤。川芎宽胸，生地退火，不拘有病无病，但遇嘈杂，即加生地。

验案

一人脾胃虚寒，心口嘈杂。用白术一钱五分，川连一分，陈皮五分，吴萸一钱，煎服。丸用白术一两，川连五分，陈皮、吴萸各二钱，神曲糊丸，白汤下。

郁

郁证乃地气不升，天气不降，致浊气上行而清阳反下陷也。宜保肺以行下降之令，固肾以助生胃之机，疏肝以转少阳之枢，则天地位而中焦平矣。应用逍遥散以达之。

验案

一人六脉涩滞，胁痛，吐臭痰，恶心，食不下。盖胁者，少阳之部也，抑而不畅，浊气郁于少阳之络故痛。浊气壅其津液，故吐臭痰而恶心。食不下者，少阳清气不升，则肝不能散精也。宜调畅肝木，用柴胡、白豆蔻各二分，黑山栀、甘草各五分，白芍、丹皮各一钱，茯苓、广皮、半夏各一钱五分，归身八分，麦冬二钱，十帖全愈。

惊骇

惊骇之证，乃心肾不交之故也。心之府小肠，肾之府膀胱。肾由膀胱升至肺，由肺而之心，由心而之肾，其间岂能越一脏一腑而竟可相交乎？若脏腑有邪，则有间隔，阳不得升，阴不得降，故心肾不交，则心虚而多骇，肾虚而多惊。张东扶曰：此乃内气先盛，而猝遇危险怪异之物，以致心肾不交而惊骇也。若《内经》之肝病发惊骇，足阳明之闻木音惕然而惊，又未可以概论矣。

验案

一人因母病沉重，遂患惊骇。用归脾汤加丹参十帖，丸用天王补心丹而愈。

不　眠

胆实，脉实，精神不守，宜泻热，半夏、生地、黄芩、远志、茯神、枣仁、秫米，长流水煎服。烦闷不眠，去生地、远志，加麦冬、桂心、甘草、人参。胆虚脉虚，烦扰不眠，温胆汤加人参、茯神、远志。胆寒不眠，枣仁炒为末，竹叶汤下三四钱。忧惊不眠，人参、枳壳、五味、桂心各三钱，柏子仁、熟地各一两，山茱萸、菊花、茯神、杞子各三两，共为末，温酒调服二钱。

汗

自汗，卫不固也。恶风自汗，冬月桂枝汤。不止，建中汤。亡阳，加附子、白术。表虚，四君子加芪、附。里实，承气汤。小便不利，汗出津液少，宜下之。汗出而渴，小便难，五苓散。结胸，心痞满，无大热，半夏茯苓汤。谵语，内热，头汗，承气汤。心下懊憹，头汗，栀子豉汤。半表半里，小柴胡汤。实热在内，小便利，大便滴血，轻则犀角汤，重则承气汤。发黄，渴欲饮水，轻则五苓散加茵陈，重则茵陈大黄汤。手足汗，津液旁达，四肢蕴热，燥粪谵语，承气汤。夹寒水谷不分，理中汤。凡病久而不愈，必是气血两虚，自汗，热不退，补中益气汤加附子。久久不愈，保元汤加归、芍、麦冬、五味。冷汗自出，黄芪建中汤加姜、附、人参。内热，脉洪大，自汗，六黄汤。便燥，自汗，热不退，六味汤加生脉散。脉浮大无力，保元汤加减。

头汗，咳嗽连声或哑，口舌俱碎，久不愈，脾虚也。白术四两，生姜一两半捣，人参八钱，甘草六钱，茯神一两半，五味六钱，煎膏服。身无大热，冷汗自出，保元加附子。泄泻，呕吐，脉微无力，四君加姜、附。精神恍惚，汗出于心，归脾汤。恐而汗出于肾，地黄汤。

汗出不止，致成痿证。用小麦炒煎汤服，或棉子仁炒，泡汤服。

盗汗，睡中汗出也，棉子仁煎汤服。

汗乃心液，汗多则火起而渴，麦冬煎服。

头汗如贯珠者死，头汗而喘、二便难者死，冷汗不止者死。

验案

一人自汗足冷，不能行动，尺脉沉大。此脾气下陷也，故肺失养而汗出。足乃脾肾经行之地，脾阳不舒，肾气亦郁，所以冷也。以起脾养肺为本，温肾为标，用参、芪、山药补脾阴，固表扶肺，稍加肉桂温之而愈。

吐

暴吐，饮食所伤。食在上脘，一吐而愈，平胃散加半夏或霍香正气散。霍乱吐泻，冷汗，手足冷，轻则理中汤，重则四逆汤。但吐而不止，二陈加姜汁，不效加丁香。温而不愈，恐虚中有火，加炒黑栀仁、人参或沉香、乌药为末，生姜三片，淡盐擦之，蘸末含化。寒则多吐水食，腹痛不思饮食，理中汤。热则多呕，身热似火，吐而蛔出，理中汤加乌药、黄连少许。

霍乱吐泻，吐多，消痰为主；泻多，和中为主；腹痛，温中为主。

有食即吐，气虚所致，宜补命门火。

凡吐病，如早晨食至午吐，午前食至夜吐，吐而若无拦阻者，胃气大虚也。二陈汤加丁香、槟榔、枳壳，温而降之，不用槟榔、枳壳，用黄连五厘，吴萸二厘，加生姜煎服，二帖后加参。

吐中兼呕者，呕属于火，宜二陈加黄连、吴萸。惟呕而不出声者，虚证也，宜温不宜寒。

凡吐，诸药不效，苏梗汤磨槟榔、枳壳服之。

凡吐，用二陈汤，热加山栀，寒加炮姜，肌热烦作热渴加葛根。吐后调理，六君子汤。

吐而兼泻者，吐而蛔虫出者，脾有湿热也，理中汤加乌梅一枚，黄连三厘。但吐而不呕，平胃散、二陈汤。清晨作吐者，胃气虚，肾水被木火吊动也，用白术三钱，吴萸五厘，黄连三厘，养胃降火，其气得以下降自愈。自吐而不呕者，此为假吐，热在胃脘也，真吐必待呕而吐。

吐者，物出而无声，有虚有实。吐而足冷脉细是虚，吐而身热脉实是实。夹食、停痰，二陈加姜汁。呕吐，用半夏二两，生姜一两，切豆大，同炒香，再用肉桂五钱，同炒香为末，每服二钱，姜三片，水煎服。吐而兼心痛，作火治。治有虚实不同，口吐清水作虫治。吐因胃有热邪喜冷，寸脉紧数，竹茹汤治之。呕吐无时，寸脉沉迟伏，橘皮汤主之，陈皮、半夏、丁香各三钱，姜水煎。

干霍乱，用盐水探而吐之，切勿与米饮，反助邪，急死。吐而胸胁痛，脉洪大而硬，大便闭，三日不愈，厥逆死。吐而虚烦，发热自汗，腹痛，胸胁闷，痰涎①，便血，参术汤加炮姜。若冷汗如水，烦躁便闭，脉无，不治。

吐而四肢冷，尺脉短少，六脉浮大无根，多凶少吉。

吐而大便闭，胃气传送不得也，不治。

呕而且吐，槟榔下气二三次不愈，不治。

① 涎：原本和大成本均作“演”，据文义改。

呕而浑身作胀，肝气实也，不治。

吐而无脉者，不治。

吐而有出气无入气者，不治。

验案

一妇呕吐半月，诸药不效，势已危矣，但气未绝耳。诊之脉俱内掉，左手尺中全无。曰：此独可生，阳气未绝，故左尺独安也。用沉香、乌药等分，人参、甘草减半为末，生姜切片，淡盐腌之，蘸末含化，下痰碗许而愈。

一人身体肥大，每日食鸡一顿，只下午呕吐清水，晚食肉一顿，始安。诊之寸脉大于尺脉数倍，尺沉而涩。此阴盛阳隔，上焦火盛故能食，丹田虚寒故呕吐。用半夏一钱，沉香三分，栀子五分，人参、炮姜各一钱，附子三分，温下清上而愈。

一孕妇吐逆，点水不入，胁下痛甚则厥，脉左关尺洪，右关平，右尺革。此因肾燥不能生木，木枯生火以侮脾土，脾挟肝邪，上行于肺，故呕吐而痛也。若无胎，只须瓜仁、天麦二冬、半夏、柴胡、肉桂则愈，今则不宜。用生地以滋肾血，归身使血归肝以制火，白芍除上中之木，甘草缓上炎之火，砂仁理气安胎，黄芩平伤肺之邪火，大枣和中。二三帖后，火炽稍平，用杜仲、续断、芩、连、苏、桔、炮姜，敛火安胎，守此勿易，自厥止而愈也。要知呕吐脾胃有伤，则归、地均在所禁。今则水枯火炽，故以滋阴者培其本也。

一人吐泻腰痛，欲食而不食。此木邪乘土，胃火炽而心嘈似饥也。火在中焦，上干于肺而吐，下流大肠而泻，肺与大肠为表里，大肠既不固，肺又不生肾，则水伤而肾痛矣。用苍术、白术以和胃，芩、栀平火，茯苓、山药补脾肺，白芍平肝，苏梗通气，则火平湿去而安矣。

自下

自下久而不愈，保元汤加白术、茯苓、松花煎服，或加附子。凡泻皆宜四君子汤。伤食暴泻，胃苓汤。夏月湿热泻，小便不利，五苓散。泻清水，里急后重，香连丸。久泻，四君子加白芷、黄芪；吐，加炮姜，去白芷。久泻满闷，补中益气汤去归身，加附子。身热加羌活、防风，风能胜湿也。每日清晨泻，四神丸。肾泄，五味二两，吴萸五钱，为末，陈米汤下，兼灸气海、中脘。

久泻自汗，潮热畏寒，建中汤加人参、茯苓，潮热非补不愈也。清晨久泻自汗，潮热梦遗，诸药不效，肾热也，坎离丸加牡蛎、山药，糊丸，服一月愈。泻利腹痛，理中汤。暑泻，胃苓汤。其余泄泻，五苓散。兼腹胀痛，盐汤调服探吐之。身热自汗，热汤下。利热水，冷水下。口渴，人参汤下。泄泻发热困倦，宜气分中补血，保元、四君加白芍、松花。久泻伤肾，保元合四神丸。

大人小儿，不拘吐泻，皆宜补脾，虽有杂证，不必治之，后用参苓白术散加木香、砂仁、豆蔻调理。久泻恐有郁火，加黄连少许，小儿有积加四君子。无过于此。

凡泻宜四君子汤，热加松花，寒加炮姜，渴加葛根、五味，表热表虚加白芷、黄芪。泻有白泡，且作声响，湿热在小肠也，平胃散加炮姜。平常溏泄，用红米、黑豆二味，炒熟煎服，效。

凡吐泻水食不下，米谷不化，俱属寒证，宜理中汤。烦躁作渴，出黄如糜，酸恶臭气，皆属热证，宜烧针丸。原气不足，脏寒泄泻，肉果四两，木香一两，茯苓四两，炮姜一两，附子一两，共末，姜汁丸，莲心汤下五六十丸。脾泄，五更起泄是也。若寅卯泄作响，名肝泄。半夜子时泻，名肾泄，肾司二便也。用杜仲一两，生姜一两，同炒干，五味、肉果各一两，补骨脂一两，吴萸二钱，共末，生姜煮枣肉丸。肾虚作泻，熟地、生姜各一两，同煮捣饼焙干，山药、茯苓各一两，共丸。脾泻，白术一斤切片，大枣八两，白术一层，枣一层，入罐内，水煮烂，捣成饼，晒干，再加松花四两，炒黄，米糊丸服。

验案

一人夜间去后[1]方觉腹宽，不去作胀，心部脉洪，肝部浮，肾脉紧。此心不主令，相火代之，肾水被肝木吊

① 去后：犹言大便后。

动，其泄在肾。补肾不若补脾，脾温肾亦坚也。用芡实、山药、茯苓各一钱，人参五分，熟地四分，益智三分，煎服。丸用五味二两，吴萸四钱，枣肉丸，白汤下三十丸。

一人善饮酒醉，清晨作泻，腹腿痛，骨节痛。湿热在内也。用白术、茯苓、猪苓、羌活、北味、泽泻、秦艽，一帖即止，随发随服即愈。

一人春日患泄泻霍乱三年，每发服理中汤病愈。药止后，胸中痛若刀割，略吃一味，不谨即泻，喉中常若飞丝入喉，喉碎出血。用四圣丸，临卧清米汤下。其病不除，或发疟疾，丹田下一点疼痛三四日，泄泻如红曲肉汤，用养血药。半年后腹痛六日，用四君子加附子、炮姜、白芍，兼灸气海穴而愈。

一人六脉沉阴，重按又无力不清，肾虚也。胃脘痛即泻，痛一阵，泻一阵，肾之脾胃虚火浮于上也。补脾则肾水亏，滋阴则水来侮土，治法惟温肾即可温脾。三十年来未生子，肾寒可知。肾主骨，骨胫痛，肾虚之验也。用地黄汤、补中益气汤加减。丸方用山药、茯苓各二两，补骨脂、小茴香、熟地、杜仲、北五味各一两，人参七钱，陈火肉骨灰一两，吴萸五分，共末，米糊丸。

一人久患脾泄，热在肾故也。用白术八两，茯苓五两，元米五合，同入猪肚内，煮熟捣成饼，晒干为末，米糊丸，沉香三钱为衣服。

一人泄泻，心脉微洪，肝肾脉俱虚。单治泄泻，恐土来克水。用白芷三钱，升动胃气；五味、人参各五钱，补肺而生肾；白术三两，山药一两，甘草七钱，莲肉、白芍各一两半，健脾止泄而平水土。米糊丸，午前清米汤下五十丸。

小儿泻不止，四君子加减不效。乃湿热内郁，宜理脾凉肾。白术一钱，松花五分，二味末，白糖调服。或用水煮白术一两，炒红曲一两，陈火肉骨①灰一两，共细末，白糖调服。

一人当脐痛，痛则大便泄。此是脾虚，肾水犯上，寒在肾也。宜温肾则水安，升胃气则土旺而痛不作，泻从何来？用白芷七钱，北五味、鹿茸、人参、炮姜各一两，元米糊丸，白汤下。

一小儿作泻，服利药太过，致浑身发热，喜卧冷地。盖因肾虚泄泻而肝火起，胃中亦燥也。用松花一钱，炒黄色，安肾则肾水足而火不起；红曲二钱，安胃消积而生发之气旺。分二服，白糖调下。

一妇命门脉弱，责其无火，鸡鸣将作泄，腹响饱闷。此肾虚不纳气也。用补骨脂四两补命门火，小茴香一两行饱闷，姜汁炒杜仲二两兼补脾肾，乌梅一两固大肠，肉桂一两温土，姜煮枣肉丸以益气厚肠。

---

① 陈火肉骨：疑为“陈火腿骨”，出自《本草纲目拾遗·卷九兽部》。

一妇泄泻，两尺无神。此肾燥不合也。一医用茯苓、益智即发晕，因用肉苁蓉三钱以润之，北五味八分以固之，人参一钱以益气，归身八分以养其血，白芍、甘草以和其中，炮姜二分以安其肾，二帖效，十帖愈。丸即前方加倍蜜丸。张东扶曰："肾燥不合"四字妙极。凡物润则坚密无缝，燥则绽裂有痕。肾开窍于二阴，肾耗而燥，其窍开而不合，真至理也。

张东扶曰：余因慎斋"肾燥不合"之语，因思滑精一证，理亦同情。盖肾属水，水亏则燥，水燥则无以滋养肝，木无水养，则燥而生火，肾既失其封蛰之职，不合而开，肝遂恣其疏泄之性，因开而泄，愈泄则愈燥，愈燥则愈开。然则遗泄一证，当极甚及久之后，徒清火无益也，徒兜涩无益也，必也用润药以润其肾，则燥而不合者可以复合，而且肝得所养，火亦不炽，何致疏泄之性一往一返哉？立方之法，润肾为主，而兼用清肝、补肝之药，尤当有效，愿与高明证之。①

又遗精一证，其初起时有所思想而致。当以清心火为主，清肝火为辅，补肾水为佐，涩药可无用也。既久之后，肾水必亏必燥，便当以补肾、补肝为主，清肝火次之，清心火又次之，而兼用涩药，仍不必以涩药为君也。若大泄不禁，玉门不闭，或当暂以涩药为君，而兼用重补肝肾之味，稍佐清火之品，亦理之所宜然，又必兼用升提之药，庶乎周到而可奏功于俄顷也。

---

① 张东扶曰……明证之：原作大字，此段为后人校注语，当小字。

此所论遗证，盖指多欲及肾虚一流说，其有因湿、热、痰等因致此者，则又不得概以肾燥施治。

疟

正疟疾多头痛，病退起床，似无病也。似疟疾，寒不甚，热不深；亦有寒少而热极轻者，略有头痛，一日一次，不思饮食，口不知味，倦怠无力，自汗身热，身痛作胀，寒热间作而无太过；亦有热极而汗，汗至颈或半身而还者，病退不能起床，哑哝[1]不识，杂证多端，难以尽述，作正疟治之不死变劳，一二三年而愈，祸仍无已。正疟疾作止有时，非若少阳伤寒往来之无定也，小柴胡汤正治之方。无汗求有汗则止，有汗求无汗则愈。得之于冬，邪舍于肾，藏之于心，热索于肺，太阴也。少气烦冤，手足热而呕，脾也。先寒后热，谓之寒疟；先热后寒，谓之温疟。二者不同，治从乎中，少阳也，渴者燥胜，不渴者湿胜。又《经》云：夏伤于暑，秋生痎疟[2]。夏暑汗不出者，秋生痎疟。此夏时有伤阳气，以致少阳阳气不舒，皆少阳虚也。四时之疟，当顺其时令，夏气上行，秋气下行。先寒后热，太阳、阳明，白虎汤加桂枝。天气上行，宜用下行。不宜泻肺，宜泻相火。头来加川芎，背

① 哑哝：谓发音困难，语声细小不清。

② 夏伤于暑……生痎疟：《素问·阴阳应象大论》作“夏伤于暑，秋必痎疟”。

来加桂枝，腰来加牛膝，脚来加木瓜、苡仁，俱用小柴胡为主，兼五苓散。食伤加青皮、草果。身体作胀无汗，人参败毒散。有汗遍身疼痛，补中益气汤加黄芪。久病补而不愈者，作虚损治之。腰足冷痛，二陈加桂、附，一日一次；传于阴分，宜八珍、二陈加柴胡数帖。待传阳易截，不然变劳。久病日日邪热不退，莫过于益气汤加附子，或十全大补汤。腹胀泄泻，莫忘脾胃，宜加四君子汤。

太阳令人腰痛头重，寒从背起，先寒后热，熇熇[①]暍暍[②]然，热止汗出难已，羌活生地汤、小柴胡加桂枝。

阳明令人先寒洒淅，洒淅寒甚，久乃热，热去汗出，见日月光火气乃快，白虎汤加桂枝。

少阳令人体解，寒不甚，热不甚，恶见人，见则惕惕[③]然，热多汗出甚，小柴胡汤。凡有表证，作表治之。

太阴令人不乐，好太息，多寒热，汗出，病至乃喜呕，呕出乃衰，四君子汤加陈皮、贝母。

少阴令人呕吐甚，多寒热，热多寒少，欲闭户而处，病难医，小柴胡汤加细辛。

厥阴令人腰痛，少腹痛满，小便不利如癃状，非癃也，数便，意恐惧，气不足，腹中悒悒[④]。延胡苦楝汤，

---

① 熇熇：炽热貌。

② 暍暍：形容极热。

③ 惕惕：戒惧。

④ 悒悒（yìxī易西）：谓腹中鸣响。

苦柏一分，苦楝二分，附子、桂心各二分，熟地一钱，饥服。

夫疟者，因外感风寒暑湿，内伤饮食劳役，或饥饱、色欲过度，以致脾胃不和，痰留中脘，盖无痰不成疟。脾胃属土有信，去来不失其时，若移时或早或晚者，是邪无容地，将自好也。一日一发者，受病浅易治；间日发者，或二日连发住一日者，或间二日者，皆难治。

凡疟疾初发，寒多热少者，但寒不热者，桂附二陈汤。

肉桂　丁香　陈皮　半夏　柴胡　黄芩

渴加炮姜，寒加附子。

热多寒少者，但热不寒者，白虎汤加桂枝。甘草八分，石膏八钱，知母一钱半，桂枝四分，元米一撮，一二帖必效。如前药不能取效，用六君子加柴胡、黄芩，血虚加当归、白芍。

疟疾俱宜分利和解，柴胡、半夏、黄芩、甘草，虚加人参，有汗加黄芪，湿热太重加五苓散利之，骨蒸加知母，服至四五帖必愈。或农夫瘴气发疟，宜常山饮吐之，倘吐而不愈，作内伤施治。

常山饮

常山　槟榔　知母　贝母

水煎，露一宿，来晨温服。

疟有发于夜者，有一二月不愈者，用首乌五钱，青皮二钱，丁香一二钱截之。服之不愈，亦是内伤。

人参　白术　茯苓　甘草　陈皮　半夏　柴胡表虚不用　黄芩　归身作泄不用　白芍

嗳气加神曲，口鼻出血加丁香，腹痛加炮姜，煎服。

夫疟气者，并于阳则阳胜，并于阴则阴胜，阳胜则热，阴胜则寒。盖疟者，是伤于暑，热气舍于营，秋遇风及浴，凄沧之寒合于卫。营，阴也；卫，阳也。升于阳者，营中之热邪上而并于经中之气分也；并于阴者，卫中之寒邪下而并于经中之血分也。气为阳、为热，营中之热邪并之，两热相合故发热；血为阴、为寒，卫中之寒邪并之，两寒相合故寒。曰阳胜、阴胜，虽本经之阴阳争胜，是气有以鼓之也。

治疟之法，升其阳使不并于阴，则寒已。升其阳者，是散阳中之寒邪也。柴胡、葛根、羌活之属，为散寒之品也。降其阴，使不并于阳，则热已。降其阴者，是泻营中之热邪也。黄芩、知母、首乌之属，为泻热之品也。盖并之则病，故分之乃愈也。

久疟是元气虚寒。盖气虚则寒，血虚则热，胃虚则恶寒，脾虚则发热，阴火下流则寒热交作，或吐痰不食，战慄泄泻，手足厥冷，皆脾胃虚也。但补中益气汤加减自愈。

久疟无汗，用人参一两，生姜四两，煎服；或丁香一钱，人参三钱，此乃不截之截良方也。

血热而疟一月不愈者，何首乌五钱，青皮二钱，水煎，来日先服。虚加人参、何首乌一钱五分，陈皮五分，甘草三分，茯苓一钱，知母一钱，乌梅三枚。

久疟胃虚，人参、丁香各二钱，甘草、白术各一钱，煎服。脾虚满闷，不思饮食，吐痰潮热，俱用补中益气汤加附子，小水不利加黄柏，劳疟加鳖甲。

久疟三五月或半年不愈者，二陈汤加丁香、人参。疟发时独寒无热，脉迟，用附子一枚，盐水煮去皮尖，大枣七枚，煮吃。口鼻出血，腹痛，二陈汤加炮姜。疟疾二三月，柴胡恐虚其表，不若用神曲。大抵疟疾气血两虚，宜八珍、十全调理，然二陈前后俱不可缺。疟关脉滑小，柴胡加常山、槟榔、青皮、草果截之；紧加干葛、苏叶，数加黄芩、滑石，迟加附子，不出小柴胡正方加减。久疟呕吐恶心，用人参、陈皮、半夏、丁香四味煎服。用补不效，久而不愈，湿热为害也，宜平胃散。

三日疟一年半年不愈者，用朱砂、元参各一两，苍术、厚朴各四两，常山、草果各一两，酒煮服。

小儿不能服药，用黄丹五钱，生矾三钱，胡椒二钱五分，麝香五厘，共末，好醋调敷男左女右手心，绢包手掌，药热自汗而愈。一方可效三人。

疟久不止，用枣截之，方用丁香、常山各一两，紫苏二两，全蝎三十，枣百枚，水同煮。人力大者五六枚，弱者三枚，小儿一二枚，临来时嚼服效。

疟久成痞，用大蒜捣烂，加麝少许，敷痞上一日见效。内用马豆[1]一斗，常煎服，或用艾灸章门[2]。

似疟一日一来，来则身胀要打者，属脾虚不足，六君子汤。食嗳加神曲，血虚加归、芍一钱，泻不宜，无汗加柴胡五分，汗多加黄芪七分，吐清痰加五味、肉桂各三分，恶心加炮姜三分，骨蒸加知母七分，姜水煎。

似疟非疟，日久不愈，并久痢中气虚弱，用炮姜、附子、白术数十帖，必中气足而后病邪不复，若一二帖效而遂已，病必再发。

内伤似疟，一日一次者，用白术五钱，归身三钱，陈皮二钱，乌梅二枚，丁香、公母各三粒。虚加人参五钱，冷水一碗，浸一宿，露过清晨，去渣温服。

又方，白术五钱，青皮、陈皮各三钱，冷水浸露，来日清晨煎服。

验案

一人疟疾初起，饮酒而睡，睡后即发热，甚至昏愦，至夜方止，小便赤少，间二日一发，先寒后热，呕吐痰涎，不喜饮食，胃口嘈杂，食即欲呕，体瘦手麻，口渴喜饮热汤。方用柴胡七分，益智五分，甘草三分，人参、桂枝、半夏、茯苓、芡实各一钱，煎服效。

一人大疟年余，脉大有力。此顽痰在脾也。精神旺则

---

① 马豆：云实的别名。

② 章门：原作"庄门"，据大成本改。

正气行而病愈，精神衰则邪气胜而病作。二陈、小柴胡合而用之。

痢

痢疾多因饮食所伤，湿热相搏。若里急后重，身不发热，饮食如常，此真痢也，为脾气有余。先宜疏通，后用黄芩芍药汤调理。若饮食少进，精神短少，四肢倦怠，此内伤似痢也，为脾气不足，宜升阳为主。

凡痢疾一见表证，必先解表而后治痢。若表不解，则表邪传里，痢必不愈。故发热身痛，邪在太阳，用参苏饮发表散邪。寒热往来，邪在少阳，小柴胡汤。身疼目痛，鼻干不眠，邪在阳明，宜葛根汤，必表邪解而后无传变之患。

凡痢疾有表里，不宜大下解表，解表则里虚不和，大下则表证难退，表里俱不得畅则死。

先泻后痢者，脾传肾，脾气下流，湿热乘于肾也。先痢后泻者，肾传脾，肾不受邪，复返而至脾也。先泻后痢，宜黄芩芍药汤，黄芩清大肠，芍药收阳气。红多加归身，白多加杏仁，里急后重加槟榔、木香，火甚加黄连。积中有紫血，是瘀血也，加红花，倍白芍生血和血。痢下似绿豆汁色者，湿也，加炒苍术、白术燥湿。凡痢不可用燥药，痢属肾，肾恶燥，燥则火就之而结痛也。

痢疾初起，宜先通之，厚朴、大黄、枳实、朴硝。小水不利加栀子，上胀加槟榔，腹痛加木香。

赤白痢，里急后重，日夜无度，腹痛，小便赤涩，大承气汤。脉平和者吉，脉微小者易治。极细无力，气血两虚，调理气血，不可下之。脉洪大身热者难治。主方必先通利，后用黄芩、白芍、甘草、黄连、槟榔、木香、枳壳。如闭结加大黄、芒硝，小便不利加木通、车前、灯心，腹痛加川芎，血枯加归身，气滞加杏仁，身凉四肢冷加煨姜、肉桂、吴萸。久不愈，八珍汤加乌梅、炮姜，寒加桂、附。表热无汗身痛，人参败毒散。

久痢必用制过乳香、没药，行气行血。盖气行则后重自除，血行则便脓自止。再用白芷以醒脾，人参以补气，甘草、白芍以和中。久痢小腹痛，破故、小茴、杜仲以固肾。利不止加续断。久痢腹痛，如湿热为害，里急后重者，用姜汁炒川连。

血痢，红花、苏木、百草霜各三钱，酒调服。里急后重，黑丑烧存性调服，又用皂角灰服，亦效。

赤白痢，肚腹疼痛，里急后重，玉鹤二神丸。当归、川连、枳壳、槟榔各一两，木香二两，大黄四两，酒糊丸，茶清[①]下七八十丸。

噤口痢，用人参、石莲肉、石菖蒲以开关，牛膝亦可以开关。又方，绿色升麻一钱，石莲肉五钱，人参三钱，

---

① 茶清：大成本作“清茶”。

神效。

久痢不止宜涩之。甘草、粟壳各七分，小红枣七枚，灯心七寸，陈酒三杯煎服。或用五倍子、芽茶等分，枯矾少许，乌梅肉、大蒜捣丸，效。或戊己丸，川连、吴萸各五钱，肉桂、黄芩各三分。

痢疾肛门肿胀如痔状，用冰片研乳调搽。

内伤痢疾，阳气下陷，化为燥火，肛门肿痛，必得阳气上升而后邪热可去。补中益气汤加杏仁、苏梗之属。

验案

一妇产后痢疾，误服克伐，暂觉宽快，而肛门痛如针刺，脉数无至数。产后见此为难治。用人参一钱，木香二分，一服减半。后用人参二钱，黄芪一钱，升麻、柴胡各五分，甘草、陈皮、木香各三分，愈。初用人参补肺，肺气充则大肠之气不至下陷；木香行滞，以散肛门之痛也。

一小儿八岁，噤口痢。用归身开发上焦，木瓜、牛膝开关达下，炮姜温中，人参补气而效。

一妇痢疾身热，作真痢治，遂烦躁。用附子一钱，白术、炮姜各一钱，甘草五分，愈。夫身热者，阳浮于外也；烦躁者，阴盛于内而格阳也。附子、理中回阳于命门，而逐阴寒于外也，所以甚效。

一人病痢腹痛，下之不效，温之不愈，如是一二月，自分必死。诊其脉知有死血，用乳香、没药二三钱，酒研服，愈。

一女子久痢三月，红白俱止，但鸡鸣腹内作响，作泻七八次，日日如是。此肝气有余，脾土不足，久痢伤肾，用风能胜湿之药以补脾胃。人参七分，天麻三分，乌梅、阿胶、茯苓、甘草各五钱，肉苁蓉、黄连、石斛各三钱，木香二钱，北五味一钱，补骨脂、郁金、陈皮各四钱，丸服，愈。

卷之九

火

人身之内，凡火有五：心火、阳明燥火、三焦壮火、雷火、龙火是也。心火宜清；燥火宜润；壮火宜寒以泻之；雷火微则敛以平之，甚则温以和之；龙火宜从其性，以热导之。

古人治火，用石膏、川连两许者，势不得不用也。盖人身惟火为患最毒，火之毒莫甚于命门相火，相火在下为少火。少火生气，逆而在上则为壮火，壮火食气。然命门之火起，一因于君不主令，相火横逆；一因于阳明接引，而燥金化为烈火，与肝木相并而焚，则一身上下三焦无非火矣。倘少用寒药，如以一杯水，倾入红锅，不惟无益，且将立破其锅，非多用何能救？盖用川连者，治君相合横也；用石膏者，治燥金合木也。头上有火，清阳不升，火炎于上也。高者治宜越之，补中益气汤加荆芥三分，蔓荆子五分。

验案

一人头不痛，身不热，无表证，但火郁懊侬，无可奈何，大便或闭或痢。方用川连一钱泻其火，枳实一钱损至高之滞气，白术一钱扶其胃。三味煎服，遂愈。

一女人六月间昏睡不言，身热不动，两手脉上盛下涩。涩者，阳气有余，盛大为火，火证也。冷水调益元散主之。

一人七月病，上辰①昏晕，下午不言，昏睡一日不醒，人叫不应，身凉不食，不寒不热。皆曰阴证，议用附子理中汤、四逆汤。诊其脉，沉小滞伏，内有火邪，小便一二日不解，此火证也。不从，又延至夜不醒。曰：此真火也。其妻曰：前日房事，如何是火？予曰：夜有房事内虚，又劳热甚，天干热从虚入，则阳气将绝，以水救之则可。取冷水一桶，饮至五碗，病者曰渴；饮至七碗，大汗如雨，病者曰饿，要吃粥一碗。用补中益气汤加炮姜、泽泻温中，泻冷水而愈。

一妇五月间，身凉，自言内热，水泻二月，一日数次，小水绝无，大便皆水，自言上热极、下冻死，腰腿足俱冷，腹痛如冰，或一时发热，不欲近衣，或一时怕冷，遍身尽热，夜至天明，面目红肿，药之不愈。自小至大，六脉洪大，此伏火也。火性炎上，故上热下冷耳。用四物汤加柴胡、葛根、升麻、甘草、栀子、黄柏、黄芩二帖。小水行泻止，复发牙疼，三日不愈，用黄芪建中汤加附子，一服愈。

一妇四十余岁，身体肥大，病后渐瘦，内觉火热，外

① 上辰：农历每月上旬的辰日。

如冰冷，自汗出，手见冷水即麻木不仁，头面筋搐而痛，骨节疼痛，手不可近，牙根出脓血，舌强硬，右手不能举动，臑臂肘皆强痛，饥不欲食，小便如饴，嗳气作酸，坐卧不安，恶风便难。脉浮候细涩，中脉缓弱，左手弱于右手。病已五六年，病证多端，由阴精不奉，阳精不降，上盛下虚，阳中阴虚也。宜补阳中之阴，六味汤主之。

一人胸前常跳，头耳左边鸣，肺脉紧数。此肺虚不能生肾水，木火妄动，气血不归原也。血不归原，心火妄动，故心跳；气不归原，肝木动，故耳鸣。左右者，阴阳之道路也。在左，木火为阳也，宜用归脾汤养心血，敛火下行，心血足则心火不刑金，金能平木，肝气自平也。

一妇左三脉洪滑有力，右三脉短涩，呕吐胸饱。小便痛而泄，经水乃至；不痛不泄，经水不至。此肝木有余，火行土位，故经泻并行也。用白芍二两泻土中之木，甘草一两以缓肝，香附三钱、木香二钱理痛止吐，益母草、延胡各一两以行血滞，山药糊丸以补脾。肝气有余，脾气不足，故肝气动而脾受克也。经水未行属少阴，已行属厥阴，行后属太阴。经泻并行，肝气动也。肝之动，土受克也。克则不运湿而泻，克则气血不调而痛，故平肝而行气血也。

一妇六月卒死，遍身冷而无汗，六脉俱伏，三日不醒，但气未绝耳。众用四逆、理中亦不能纳。四日后诊之，仍无脉验。人一二日无脉立死，今三日不死，此脉伏也，热极似寒耳。用水湿青布放身上一时许，身热，内吃冷水五六碗，反言渴，又一碗，大汗出，出后用补中益气汤加黄柏，十贴愈。

假火

假火者，内虚寒而外见火证也。脉必微细，即见洪大，内必空虚。皆宜温补，八味、十味汤皆可选用。

验案

一人眼痛，大便闭，已服大黄半斤，眼痛稍减，大便或溏或闭，以为真火。清凉二月，口干舌燥，内热烦闷，腰如火烧，胸膈痛，一日一吐，诸药不效，发热自汗，几及五月。请予视之，曰：此内伤不足，再用寒凉必死矣。病者曰：吾乃火也。不从而返。六月复邀予诊视，余仍前说。病者曰：吾真火也。又返。未几，又邀余诊，其病已危，予再仍前说，病者姑试之。用保元汤加附子、炮姜、肉桂、白术、当归四五帖，微汗，身稍疏畅，乃信服不疑。至三十帖，用参半斤，便润身凉，反觉畏寒，更加鹿茸。服参三斤，桂、附、姜各斤余而愈。盖已经下之，自汗自吐，非虚而何？宜大温大补无疑矣。

一妇气从丹田冲上，遂吐清水。此因恼怒劳碌，火起上逆，丹田虚寒也。用白术二两，白蔻五钱，共末。早饭后每次白水送下一钱。一以补脾克水，一以温肺生水，金水相生，其病自愈。张东扶曰：全从吐青水立方，不可概治丹田虚寒也。

一人日发寒热，热甚不可当，闭目而处，脐下胀滞，肛门火烧。此清气下陷，阴气化火也。用补中益气汤加小茴、益智各五分，吴萸三厘，神效。

一妇内伤似疟，医用八珍加麦冬，二月不愈。一医作疟治截之，即形如死尸，音哑身热，大便燥结，小便尿血。此阳陷而阴绝，宜举阳而阴自生。用附子理中汤三帖，身发流火，痛即皮破；用保元汤加姜、桂二三月，上身肉长，下身脚伸不直；又以牛膝、防已、五苓散利之，再以十全大补补之而愈。

一人身大热，眼红出火，口干舌燥，脚浸水中，骂詈不避亲疏。服黄连解毒汤一二帖，其病愈甚。诊脉豁大无力，此心之脾胃虚也。其人素有淫欲，心气耗散，必非寒凉所能制。用白术、炮姜各一钱，人参三钱，三味煎服，不逾时引被自盖，战汗而愈。

疸

疸证不可过用寒凉，当审其虚实寒热，各从其机，用法治之。诸证莫离脾胃，而疸更为脾胃之病，不可轻忽也。

身黄、目黄、小便赤黄，黄柏、人参、干葛、神曲、甘草，水煎服。

疸证，渴欲饮茶，热在上焦，清心莲子饮；嘈杂，热在中焦，宜温中；不渴，热在下焦，黄柏、知母。

肾疸目黄、浑身黄、小便黄，羌活、防风、藁本、独活、柴胡各五分，升麻二分。小便不通，儿茶末一钱，萹蓄汤调服。

暑气身目黄，茯苓、泽泻、猪苓、白术各五分，苍术一钱，神曲二钱，水煎服。

渴

口渴者，系胃火。口干不渴，见于夜者，命门相火与心包络火熏于肺，肺少津液而干也。用黄芪三钱，归身三钱润之，连服必愈，见白虎汤则死。若口干身热，肺燥已甚，生黄芪八钱，归身四钱润之。内伤身热口干渴，益气加炮姜二钱。

口渴多饮，消渴也。黄芪九钱，甘草三钱，煎服。

上消百杯而不止渴，宜清肺。麦冬、五味、黄连煎服。条芩、杏仁、瓜蒌、栀子、元参、干姜各三钱，诃子、人参各五钱，丸服。专补脾阴之不足，用参苓白术散，米糊丸服。中消数食而不充饥或下脓浊，赤白如豆查[①]，病亦难愈。盖食多不饱，饮多不止渴，脾阴不足也，用山药、归身、茯苓、陈皮、甘草、苡仁；或清脾火，大黄、栀子、石膏、枯芩、连翘、乌梅各二钱，诃子、人参

① 查：同“渣”，渣滓。

各五钱；或用黄连五分，入猪肚内煮熟食；或川连、白术等分，丸服。下消，因色欲而玉茎不痿，宜清肾，黄柏、知母；或黄柏、知母、泽泻、栀子、生地、五味各二钱，诃子、人参各五钱。

验案

一人心思过度，日饮茶数十杯，精神困倦嗜卧。此心火乘脾胃而肾无救也，名曰肾消。用黄芪、五味、生地各五分，人参、麦冬、归身各一钱，水煎服。

一人素嗜茶，心思过度，其渴尤甚，更加恶心。脉举之不足，按之两关短数，两尺弱。此因多思，水不升，火不降也。数者，胃气有余。宜补阴中之阳，用人参、白芍、归身各一两，山药、茯苓、熟地、枸杞子各二两，甘草、五味各五钱，枣仁一两五钱，丸服。

喘

喘证虽有寒热之不同，要皆其本在肾，其标在肺。所以上逆，其原在胃，宜降气开郁。热则清之，寒则温之，久病敛之，初病发之，甚则从其性以导之，乃治喘之大法也。

验案

一人气喘不得眠。此寒凝气滞于上中二焦，水火相搏而肺喘也。用山药、茯苓以理其中，而使肺有生生之气。苏梗以开其郁，杏仁以利其气，姜、桂、吴萸以敛其火，使之下行而温肾，肾温则肺亦暖而行下降之令，喘可息矣。

一人每日早晨喘、自汗。此肺虚则阳气不足。早晨胃中宿食消尽，肺无所禀，则气不能行降下之令，故上逆而喘。肺主皮毛，皮毛不敛而自汗也。用补中益气汤加附子、炮姜、五味，三帖而愈。

一人喘，服清气化痰药，不效。此中气虚寒，阳不上升而浊气下降也。用人参、炮姜、白术、炙甘草、白芍各一钱，五味五分，有汗加肉桂，无汗加麻黄，效。

一妇四季发喘，喜饮冷水，遍体作胀，胸中饱闷，医作痰火治之更甚，二年不愈。盖久喘乃肺之虚，非肺之实也。用四君子汤加半夏、五味、白芍、杏仁、炮姜、肉桂、麻黄、枳壳，一服即止。再发再服必止，治之如神。

咳嗽

咳嗽不一，所因不同也。因于风，宜辛凉以散之，前胡、紫苏、防风、葛根之属；因于寒，宜辛温以发之，麻黄、羌活、细辛之属；因于湿，宜燥之，六君子汤，或半夏、桑皮之属，或二陈汤；因于火，宜清润之，麦冬、紫菀、花粉、元参之属；因于虚，宜补之，人参、黄芪之属，或保元、四君、六君；因于气逆，宜清而降之，杏仁、苏子、陈皮、百合之属。因于痰，实则疏之，虚则补之，水泛则温而敛之。盖肺属金，金受火烁，则煎熬津液而成痰，宜清其火，火息则痰消；寒则肺不下降，肺液壅而成痰，宜温其肾，水暖则肺金下降之令行而痰消。此治咳之大略也。若夫神而明之，在乎辨脉证之寒热虚实也。

咳嗽骨节痛，不能走履，此肺气不足，不能制肝，肝邪炽而风痰横溢也。肝主筋，筋伤故运动不舒。肝克脾，脾伤故湿不化而成病。且肝主风，肝盛则风溢而痰横矣。故肺气之不足，乃病之本。肝脾之强弱，乃病之横。用四君子以补脾肺之不足，加陈皮以疏肝气之有余，用以醒脾消痰，是正治之法也。

验案

一人咳嗽粪黑，医以为火，予投桂、附温其下焦而愈。盖病有阳有阴，阴者粪虽软，落水而沉。阳者粪虽极燥，落水而浮。此证中气虚寒，火浮于上，故咳嗽；三阴在下，纯阴无阳，故粪黑也。温暖下焦，阳气归原，则咳止而黑自除。若以火论之，不明之甚也。

一人咳嗽，喉咙紧急，渐渐吐红，又兼肠风，已半年矣。予看得久病伤脾，脾脏润泽之气不升于肺，肺气不降而成火，故咳嗽喉紧；脾不统血，故吐血、肠风。用白术二钱、甘草一钱补脾，陈皮一钱理气，煨姜二钱散火，服五帖，病减半。次升提之，用补中益气汤十帖。次调和气血、消痰，用八珍汤加半夏、陈皮，二帖而痊。

一人十月患痢，半月后发喘咳，声哑口臭，头汗如雨，作火证治，至春不愈。诊其脉大缓而无力，乃久病无阳，脾虚不统。用白术、伏苓各二钱，人参三钱，甘草、炮姜、白芍、生地各一钱，半夏一钱五分，五味五分，三帖全愈。

一妇恼怒后，身热咳嗽，吐血痰，臭气难闻，胸膈饱闷，背胀。此郁火，宜发之。紫苏、干葛、桔梗、前胡、枳壳、半夏、杏仁、五味、白芍、甘草、苡仁、生姜，一服而痊。

一人患内伤，二膝痛甚。此血分虚，阳气不能达下也。用四物汤送和中丸，元气流行，血暖而痛止。至十余日，泄泻，发热，头痛，咳嗽。此内伤多下寒上热，所以然者，郁火上散，寒气下行也。用补中益气汤加附子，温阳气而散火邪，二帖而愈。

痰火

凡痰火证，额上自汗者，阳虚，不可作痰火治。用四君子汤加半夏、五味子。

喘嗽痰火，用半夏、南星各二两，滚汤泡九次，将生姜汁二碗，浸药晒干，汁尽为度，炒焦黄色研末，白糖调服。或用茯苓补心汤，散火消痰。

验案

一妇痰火，身肥多疮，气不足。用百合、紫菀各六两，生姜一两，熬膏。再用半夏一两五钱，茯苓一两，生甘草、陈皮去白、莲肉、山药各一两，苡仁一两五钱，共末，煎膏为丸。每服七十丸，淡姜汤下。

痰饮

凡痰饮涌甚，用六君子汤加干姜，宜多服之。腹痛、身胀加肉桂。

痰涌难言，用山楂根、青木香磨水服。

痰之本在肾，人参、黄芪、甘草、天冬、麦冬、生地、熟地、北味、苁蓉。凡用苁蓉，必用北五味为使。盖苁蓉补阴，五味补阴中之阳也。二味丸服，则痰从大便下，信乎治其本也。

痰来多而连吐不绝，六君子汤加生姜，人参多用，或四君子汤加半夏、生姜汁。

痰之本在肾者，肾主五液也。若脾不虚，痰从何来？盖土有防水之功，水有润土之力也。

痰攻两臂，南星、白术、甘草、陈皮、半夏、香附、茯苓各五分，姜水煎服。

痰饮由于脾虚肾弱，若不温之，水何由散？小青龙汤、温肺汤、六君子汤、二陈汤加细辛，皆饮证大法也。

验案

一妇年六旬，患痰饮，头目疼痛，身热不食，二便俱闭，脉洪大有力，右关略弦。此君主失令，相火横行而伤金，故头目疼痛。木不受制，则肝邪起；脾土受侮，则肺金更弱。须泻火补金，则木自平、火自降，所谓金浮水升、木沉火降也。宜用麦冬、甘草、白芍清心肺肝之火，苏梗、广皮引阳气下达，使胃无凝滞，茯苓、山药固其脾阴，病可痊也。若云脾恶湿，且有痰饮，麦冬似非所宜，是正不然。盖脾虽恶湿，今之脾病，邪在肝木，清火则木安，木安则土宁，病自已矣。若必用半夏治其饮，燥则火就之，又将奈何？古人云：见痰休治痰，正此法也。

一妇血崩后，咳嗽痰涌，十月未愈，夜间发热自汗。此肾虚也。痰之本在肾，吐痰身瘦，肾之脾胃虚也。用熟地一钱，茯苓七分，山药、肉桂、小茴、五味、益智姜汁炒、杜仲各五分，三帖愈。丸方用八味丸。

一人痰吐盈盆不止，肺脉豁大无力。此内伤不足，脾虚不能统痰，再清其肺，益虚其脾，速死之道也。用人参、附子各五钱，炮姜、荜茇、槟榔、枳壳，再帖而愈。

一人患饮，面目鲜明，六脉弦，两胁痛，身热。先用十枣汤泻之，后以小青龙汤行之，去水六七盆而愈。

痰核

痰核，即瘰疬也，少阳经郁火所结。方用泽兰叶、花粉、薄荷、山豆根、鳖甲，热甚加三黄，痛加乳香、没药。丸方用硼砂、沉香各五钱，钟乳粉、陈皮、茯苓、白术、鹅管石各一两，石膏四两，贝母三钱，百草霜六钱，薄荷、苏叶各四两，甘草少许。泻加诃子，嗽加款冬，痰加乌梅。共末，白糖丸弹子大，不拘时含化。服此丸十数日，再服酒药，其病愈尽。如先服酒药，后服丸，其核不尽消。酒方：都管草根①三四斤，兔耳一枝箭②一斤，威灵仙二两，紫花地丁一斤，白果、南星各一斤，陈酒一坛，加火酒二三斤，煮熟，退火七日饮。

验案

王太史咯血痰核，用前胡、桔梗、干葛、半夏、甘草、茯苓、人参、归身、赤芍、生地、苏梗。盖水少则火动，血少则热生，火病血虚，阳生阴长。药十一味，六味所以阳生阴长，五味所以助其生发之气，气血行而痰化也。服十帖，又用米泔炒芪、归各一钱五分，人参、生姜、赤芍、连翘各一钱，前胡、防风、甘草、羌活、枳壳各五分，愈。

心 痛

心痛者，心为阳脏，胃阳不足，而阴寒乘之也。攻之则气益伤，补之则气愈滞。先用川椒一味，作汤时饮，俟其心阳流通；后以八味丸治之，下元气足，则真火能升，寒邪自退。生地恐滞，以砂仁制之。

---

① 都管草根：李时珍《本草纲目·草部》："味苦辛，性寒，无毒。主治风肿痈毒、赤疣，以醋摩涂之。亦治咽喉肿痛，切片含之，立愈。"

② 兔耳一支箭：赵学敏《本草纲目拾遗·草部下》："兔耳一支箭……每枝只一花，故名一枝箭。入药用绵裹煎，恐有毛戟射肺，令人咳……性寒味苦，行血凉血，入肺经，清肺火。治吐血劳伤，调血最效。为怯弱要药。肺痈肺痿、黄疸心痛、跌打风气伤力、咳嗽咯血肿毒。"

心痛有属心火者，宜茯苓补心汤发之；有属寒水乘心者，茯苓、甘草伐其水邪。

腹痛

小腹痛，肝肾之部，虚寒气胜也；大腹痛，脾胃之部，食积停痰也。脐右为肺，左为肝，上为心，下为肾，中为脾。诸作痛者，皆中气不足，阳气不通所致也。此指虚弱人而言。中焦痛，食积者，多用二陈加消导之药。不愈，必系寒痛，用姜、桂温之，或理中去术，加吴萸。左右痛，大半是风。下焦痛，纯寒无热，除姜、桂，必无治法也。

诸痛，法宜温中，佐以升发，如麻黄之属。

腹痛手不可按是实，宜消导。可按稍愈者，是虚。用炮姜五分，吴萸半分，黄连、木香各二分。盖药少而寒热均治也。

腹以下至小腹痛，俱宜温暖。若带左右痛，是挟肝火。药宜清凉散火，或滋阴降火之味。

腹痛下之而全不愈者，不可复下，宜和宣而已。

腹痛不过脐与气海，其余痛俱中气不足，和中散最是。下焦纯寒，用和中散少加小茴。亦有血滞作痛者，必大小便见血，口内出血，以四物汤加延胡、香附、肉桂，从血分治之。

上焦宜清，中焦宜温，惟食积停痰气实人，二陈汤随所伤而加以消导。伤热者少加黄连，有酒积者少加利湿清热药。若气虚人不可消导，六君子加砂仁、木香。

凡痛在上下左右，俱是血分，血分宜血药，求汗则愈。一见吐泻，虽痛必调理脾胃，脾胃一转，而上下左右皆得禀气，诸痛自愈。上焦宜清须求吐；中焦宜和或求下；下焦厥阴之分，吐下无所用，法宜温暖，或达或汗出乃愈。腹之下焦，与膀胱相近，宜温而达之，使邪从小便去也。下药从胃入于肛肠，吐药入胃上出，亦皆不渗膀胱，故曰吐下无所用也。

凡呕吐、腹痛因于寒者，用绿豆一钱，胡椒一两，煎汤服之。

虫痛不可忍者，用胡椒一两，盐一钱，和匀纸包，外以黄泥固之，煅约半焦，取出去泥，纯研末为丸，空心服。六七日，虫化为水，妙不可言。

腹痛温中药不愈者，用生附子、干姜、肉桂、麻黄即愈。腹痛，心口痛，恶心作泻，半夏、茯苓、苡仁各一两，陈皮一两五钱，甘草三钱，吴萸盐水炒一钱，共末，滚汤下二钱。

绞肠腹痛，盐水服吐。盘肠腹痛，乳香、没药为末，木香汤服。心腹痛及阴证绞肠痛，延胡一两，桃仁五钱，乳香、没药各一钱，五灵脂五钱，醋糊丸，每服三十丸。心痛淡醋汤下，腹痛干姜汤下，大便不通大黄汤下。

热痛，发渴，里结后重，脉实。寒痛，四肢冷，自汗或无汗，脉无力。腹痛绵绵无增减者，脉迟，属寒。乍痛乍止，脉数大，火也。痛而泻，泻而痛减者，食积。痛不移处，死血。小便不利而痛，湿痰。腹痛引肋有声，痰饮。时痛时止，面白唇红，虫痛。腹中痛，手不可按是实。怒气伤肝，肋刺痛，气痰。以手按腹，腹暖而痛止，是虚。

热痛，先以冷水探之略愈，香连丸。寒痛，理中丸加木香、茯苓、陈皮，或和中散。

验案

一人年二十余，房事不节，因酒店饮食，遂火挟脐起，上入膈，胸腹内痛。外皮抽进，如有物闭住胸中。用消导者有之，用温补者有之，服药愈多而病愈凶，自分必死。予诊之，思相火自下冲上，直至于头面，今火起于脐，至胸而止，乃因色欲过度，真阳不足，丹田有寒也。作痛者，脾虚有寒，土无火生也，用乌药二钱，制附子一枚，每用附子三分，水煎服。盖附子扶阳，乌药破滞，只此两[①]味煎汤则极清，清则下行甚速。故五日见效，服附百枚而痛全愈。

腰痛

凡腰痛挟小腹痛者，阴中之气滞，用小茴、补骨脂行

---

① 两：原作“一”，据文义改。

气破滞。

腰挫闷，是为气不足，用黄芪八钱，甘草一钱，水煎服。年老精衰腰痛，用菟丝子一斤，酒煮烂，晒干，冻米一升炒熟，二味末，白糖调服。

肾气虚寒而腹痛，用青盐炒杜仲五钱，胡桃肉四钱，大茴三钱，酒三碗，煎一碗服。不饮酒者，止用一碗，煎半碗。

腰痛，必用肉桂以开之，川楝子、茴香、补骨脂为末，热酒调服。

腰痛肾气虚寒，杜仲、补骨脂共为末，将腰子竹刀剖开，入药在内，包煨熟吃。

腰痛或酸，当归、延胡、肉桂为末，酒调服。

腰痛属虚寒，以暖为主，山药、茯苓、熟地、杜仲、补骨脂、小茴、肉桂、当归，蜜丸服。

风湿腰痛，独活、寄生、秦艽、牛膝、茯苓、熟地、白芷、细辛、肉桂、人参、川芎、防风、甘草、归身，水煎服。

肾受湿热腰痛，生附子、白术、茯苓、甘草、厚朴、苍术、杜仲、牛膝、干姜、生姜、大枣，煎服。

肾经骨痿，不能起床，腰背腿皆痛，萆薢、杜仲、菟丝子、肉苁蓉，共末，酒煮腰子捣丸，空心温酒下五十丸。

跌坠闪挫，气凝血滞腰痛，菴闾子五钱，乳香、没药各一钱五分，杜仲、骨碎补、威灵仙、肉桂、当归，糊丸，盐汤下。

腰痛，三仙丹、青娥丸、立安丸皆可选用。

三仙丹

川芎一两五钱，盐炒　茴香三两，炒　苍术二两，葱白同炒

酒煮，曲糊丸，盐水、酒任下。

青娥丸

补骨脂四两，炒　生姜二两半，炒干　核桃肉三十枚，研

蜜丸，盐汤下。

立安丸治腰痛并脚痛

补骨脂　续断　木瓜各一两　萆薢三两　杜仲　牛膝各一两

蜜丸，酒下。

胸　痛背痛　胃脘痛①

背为阳，胸为阴。背痛胀，阴中之阳虚，宜补，用芪、参、甘草、桂、附之类。胸痛胀而连背者，系阳中之阴虚，宜补，用芎、归之类。心口痛入背者，川芎加乌药、栀仁、沉香以降之。胃口作痛，手不可近者，实也，用石膏不拘多少，火煅醋淬，研末，热汤服二三匙。手按少愈者，虚也，炮姜之类温之。死血痛者，五灵脂一钱，

① 背痛胃脘痛：原无，据目录补。

乌药四分，乳香、没药各一钱，共为细末，温酒调服。死血痛而胀，胀而痛绵绵无休息者，五灵脂二钱，蒲黄、乳香、没药、延胡各一钱。

胃脘痛，时呕吐清水，吐过即痛止，名虫痛。用隔年葱汁一杯，香油一杯，和匀服，虫即化为水。虫痛而遍身疼者，乌梅七个，川连七钱，细辛、花椒、川乌、黄柏各五钱，虚加人参，蜜丸服。

食积痛不喜食，多呕，用酒曲湿纸包煨为末，每服三钱，积食能从大便下。

火痛如刀割，手不可按，四物汤加沉香、栀子。热气乘心作痛，石菖蒲一两，前胡、赤茯苓各五钱，蜜一盏，生地汁一盏，丸如弹子大，每服一丸，食后紫苏汤下。

寒痛，胸前如冰冷，喜热手熨，用良姜一钱、乌药三钱，水煎服；或为末，烧酒调服。或芎归汤内加炮姜、肉桂，虚加人参，胀加紫苏。

胃脘痛，桔梗、甘草各三钱，川芎一钱，水煎。调五灵脂、雄黄各五钱，治死血痛更效。

飞丝入胸，痛甚，汤水不下，雄黄为末，竹叶汤下。

心胸痛，五灵脂、蒲黄等分末，醋汤调服二钱。或延胡、五灵脂、草果、没药等分为末，酒服三钱。或延胡、乳香、没药各二钱为末，酒调服。

妇人胃脘痛，火郁，宜发之，紫苏、栀子各三钱，延胡二钱，沉香、甘草各一钱，为末，酒调服。痛将愈，宜理脾经，人参七分，川芎三分，当归、白芍各一钱，炙甘草、延胡、香附各五分，煎服。

胃脘作痛不已，乌药五钱，人参、炙甘草各二钱，共末，生姜、微盐搽之，俟水出，即蘸药含化，乃累试累效之神方也。

胃口痛引背，早微热，午作痛，血中气滞也。人参、肉桂、香附、陈皮各五分，当归一钱，乌药一分，紫苏三分。

调理方不一而足，大要在血得温则行。炮姜、肉桂、当归等药，温中行血活血。间用炒黑山栀降火，沉香纳气归原。女人经行作痛者，气滞也，用香附、延胡二三帖。中间或有死血痛、虫痛、食积痛者，见证施治，而脾胃必须顾之，方无他变。

诸痛不可用白术、黄芪。虚痛人参无碍，必不得已而用之，必须斟酌。盖诸痛不宜补气故也。惟吐泻者白术必用之。

验案

一人右边近心口作痛。少时曾有人当背一拳，血凝气滞也。五灵脂、蒲黄各五钱，乳香、没药各二钱，归身一两，肉桂三钱，共末，淡白酒调服二钱。

一妇年四十余，有孕，因怒郁，遂吐黑血水数碗，胃口痛如刀割，且多痰涎，饮食至痛处隔住不下，或吐血，或吐苋菜水，胃脘时开时闭。此怒则气逆，郁则气结，痰凝血滞于胸也。治之不得法，必成血膈，宜行血、开郁、顺气。用归身一钱，川芎七分，栀子五分，乌药三分，沉香一分，水煎服。

胁痛

左胁痛为肝气有余，宜小柴胡加四物。左属肝，属血，痛为肝气有余，有余便是火，火郁则血凝，故以柴胡泻肝气，四物和肝血。

右胁痛为肺气不降，血中之气病也，宜芎归芍药汤加乌药、青皮、肉桂、陈皮调之。右属气，痛为气滞，气滞则血亦凝，故以乌药、青皮、陈皮调气，芎、归、芍药、肉桂和血。

饮食劳役而致两胁痛者，左补中益气汤加白芍，右补中加青皮。盖左宜破血，右宜破气。两胁下痛，上穿肋，系气血有火，用药止痛，必因肉桂有行有补乃愈。河间法也。

左胁痛宜升提，枳实、川芎各五钱，炙甘草二钱，共末，酒调下。

右胁痛宜降气，枳壳、桂心各四钱，姜黄四钱，炙甘草二钱，共末，姜枣汤下。

两胁痛，宜行气行血，人参、枳实、白芍、川芎各三钱，共细末，每服二钱，姜汤下。

凡内伤胁痛不止，生香油一杯，生蜜一杯，和匀服，一二次即愈。

或饮冷水而致胁痛者，用干姜、肉桂，但温而不散，必用补中益气汤加附子，其痛即止。

验案

一人因房事不遂意，左胁痛如刀刺，中脘痛则急死，日日如此，痛已四年，诸医不效。因多服开郁调气药，大便结燥。予诊之，用木香散胸中结气，川芎去肋胸痛，郁金下气止痛，三味各三钱；当归、生地、黑山栀、贝母、陈皮、香附、炮姜各五钱，解郁消痰，养血顺气温中；黑芝麻三合滑肠，白檀三钱调气，甘草二钱和中。酒煮常服，酒完痛止。

一妇有孕六月，左胁痛如刀割，喘嗽气促，不能安卧，身热汗出，痛甚则厥，厥则脉绝。先服黄芪、枳壳、肉桂、川连、苏梗、杏仁，右[①]胁痛稍止而气更促，此因肺虚气不降也。用人参三钱，川附、肉桂各五分，甘草八分，黄芪、白芍各一钱，砂仁末一钱，三帖愈。盖妇人重身，有故则毒药无殒，所以肉桂之下胎而适足以安胎也。

头痛

额之上痛属肝，用川芎；两旁痛属胆，用柴胡；脑后痛属少阴，用细辛；正额两眉上痛，属阳明，用白芷。

① 右：据上文，宜为“左”。

上焦有病，气虚不能行血，血行而气自生。上焦气分反行血，如头疼、胸痛，多属血滞，实因气虚不能行血，故不用参、芪补气，而用芎、归、紫苏之类也。下焦有病，气滞而血无所化，行气而血自生。下焦血分反行气，盖血从气生，气不达下，故血不化，宜引气下达，则血自生，如小腹痛，用小茴、吴萸之类也。

头痛虽在上焦气分，然气分有病，实由血分致之也，故治上宜兼血。

头痛、自汗属气虚，四物汤去生地，加人参，再随经加止痛药。发热属血虚，四物汤主之，亦随经加止痛药。风热宜用血药，不可用寒药，四物汤加羌活、防风、蔓荆子，各对证加止痛之药。

偏正头疼夹脑风，用石膏二两，煅研，炙甘草五钱，川芎一两，共末，煎汤服。

男妇气盛头痛，及女子产后头痛，川芎、乌药等分，共末，茶清送下。

脑风邪气不散，项背脚寒，头痛难忍，麻黄、细辛、干葛、藿香等分末，荆芥、薄荷浸酒，调下二钱。

验案

一妇头痛极即晕，六脉按之有余，浮取带涩。此阴中阳虚，汗之即愈。阴中阳，滋润之气也，此气一虚，便有燥火。归身二钱，川芎、荆芥各一钱，枳壳、蔓荆各五分，防风三分，姜三片，煎服愈。

一女十七八岁，两太阳痛起至眉棱，额上尽痛，胃口嘈杂，冷汗自出，经水过期。此风热上壅头目，胃口有热故也。用四物汤各一钱，连翘、荆芥各五分，水煎服，愈。

臂　痛

臂痛须分经络，外廉中间属手少阳三焦，外上廉属手阳明大肠，外下廉属手太阳小肠，内廉中间属手厥阴心包络，内上廉属手太阴肺，内下廉属手少阴心。分经施治，无不效也。

臂细无力而痛，此肝肾气虚，风邪客于营卫，气血不得周养于四肢也。

脾病则两臂不举而痛，脾不布胃阳于臂，故痛而不举，阳升而健布也。

验案

一妇臂痛无定处。此脾虚不能统摄气血，失其转运，血凝气滞而痛也。用白术、薏苡仁、莲肉、神曲、人参、炙甘草、砂仁、白芍、陈皮，糊丸服。乃不治痛而治脾，不治标而治本也。

一人素病梦遗，左腿环跳痛，脉浮大而涩，针之而愈。后两臂不举而痛，脉紧而有力。此湿热流于经络也。当先利其湿热，后以大补气血为主。用川芎、当归、白芍、牛膝、虎骨、苍术、黄柏，服时加酒一杯。湿热退，多服人参、炙甘草、黄芪、麦冬、白术、归身、枣仁、杜仲、五味、肉桂、黄柏，煎服，愈。

一女两臂痛而不举，脉数而虚。用黄芪建中汤加秦艽、山栀，盖脾气虚而血不荣于臂也。脉数者，血虚则火起也，故用建中补血，秦艽、山栀清血中之火，所以愈也。

脚痛

内跨痛及膝以下痛者，必用牛膝通经。痛直下至足跟者，须用防己、木瓜行湿。两髀或两腿痛，四物汤加羌活、肉桂。久痛去羌活，重用生姜。痛连腰者加杜仲、牛膝。痛连于腹加补骨脂、炮姜、肉桂、小茴之类。凡痛若遇泄泻，只调理脾胃，则加白术之类。

风热脚膝痛，下体肿痛，苍术、黄柏二味水煎。

验案

一人内伤证，二膝痛极。二膝属血分，痛者，虚寒也。四物汤送下和中丸，则血流通不滞，自然得愈。

疝

疝气上逆心腹，痛不可忍，挛急屈伸不得，腹中冷重如石，自汗出，寒气也。用山栀子四钱，附子一钱，盐水煎服。

疝气连小腹痛，木香、陈皮各一两，良姜、干姜、诃子皮、赤芍、枳实各五钱，草蔻、黑丑、川芎各三两，共末，白汤下二钱。

阴疝引小腹痛，蒺藜、附子、栀子各一两，共末，每服二钱，水煎服。

疝偏于左右，名偏肾。用良姜、牡蛎为末，火酒调搽。

寒湿疝气，苍术八两，用米泔洗，姜汁、葱汁、人乳、青盐各炒一分，赤茯苓二两，酒炒山栀一两五钱，小茴一两，荔枝核一两，青盐二钱，沉香三钱，元米糊丸，空心盐汤下三十丸。

验案

一人伤寒，汗不过腰，肾子胀大。湿热下注于肝经也。用补骨脂五分，白术五分，茯苓一钱，泽泻三钱，吴萸五厘，水煎服。

动 气

脐下动气，乃肾气泛上，不能纳气归原，肾之脾胃虚也。六味丸去泽泻，加五味、炮姜、人参、河车。盖去泽泻，恐其泄肾气也，加参、姜以守中也，河车、五味以助肾也。

动气，肝气也。水不生木，木枯肝亢而动也，宜桂枝汤加桂。

验案

一人常伤气，脐下动气。此肺肾两虚也。气上冲胸中似痛，腰痛，水枯木亢也。茯苓、甘草、山药、五味、白芍、补骨脂，补肺、扶肾、平肝而愈。

头晕

头为诸阳之首，病人头晕，清阳不升也。头重不能抬起，阳虚不能撑持也。

头晕有肾虚而阳无所附者，有血虚火升者，有脾虚生痰者，有寒凉伤其中气，不能升发，故上焦元气虚而晕者，有肺虚肝木无制而晕者。

中气虚则脾不运化，以致生痰上逆而头晕者，四君子加半夏、天麻。

五更头晕，阳气不足也。盖阳主动，动则阳气上升，故不晕；五更静极，阳气虚则潜于下，不足于上，所以晕也。张东扶曰：乃阴阳交接，清浊升降之时。人有此证，恐是浊阴不降，清阳不升之故也。

肾虚阳无所附而晕，六味汤加人参。血虚火升而晕，芎归芍药汤。脾虚生痰，四君子加半夏、天麻。寒凉伤气，气虚而晕，补中益气加附子。肝木无制而晕，黄芪建中汤。血虚头晕，便燥，归身、白芍、生地各一钱，川芎八分，荆芥七分，细辛一分。

头鸣

午后头鸣困倦，乃阴中之阳不足也。阴中之阳不足则脾不升，脾不升则肺不降。肺者，秋之脏也。午后者，秋之令也。秋为金，金主声，不降故头鸣也。脾不升则阳衰而阴盛，所以困倦也。宜升、柴、芪、术，醒脾而补阳。阳者，胸中真气，所谓膻中之阳也。

暴死

暴病暴死，多属于火，宜左金丸。

暴死有痰声，名痰厥，四君子汤加竹沥、姜汁。

暴怒暴死，名气厥，木香、沉香、槟榔、枳实、乌药。

中气暴死，六君子加天麻。

中寒暴死，附子理中汤。

中热、中暍暴死，冷水抉开口灌之，后服三黄汤。

阳痿

阳痿多属于寒，锁阳固精，肉苁蓉壮阳，菟丝子添精，杞子升发阳气，或建中汤以温之。

阳痿，少年贫贱人犯之，多属于郁。宜逍遥散以通之，再用白蒺藜炒去刺成末，水法丸服，以其通阳也。

验案

一人素腹痛，遇寒饮食即发，后有阳痿之疾。此阴中阳虚也，宜壮阳，退阴中伏火。肉苁蓉三两，虎骨、熟地、黄芪各二两，杞子五两，菟丝子十二两，人参、鹿茸各一两，黄柏五钱，蜜丸，空心，白汤下五十丸。

一人二十七八，奇贫，鳏居，郁郁不乐，遂成痿证，终年不举，温补之药不绝而病日甚，火升于头，不可俯。清之、降之皆不效，服建中汤稍安。一日读《本草》，见蒺藜一名旱草，得火气而生，能通人身真阳，解心经之火郁。因用斤余，炒香去刺为末，五日效，月余诸证皆愈。

遗　精白浊、沥精、遗尿

心藏神，肾藏精。心肾者，精神之根蒂也。凡男子思虑过度，则水火不交，快欲恣精而精元失守，尿前尿后凝面澄底，故名浊。盖心包络脉贯于心，贼火一动，则盗汗浊精，所以心动者神疲，神游者精散，昼之所思即夜之所梦也。今人每用牡蛎、螵蛸、菟丝涩精，随止随发，惟知固肾，不知治心，殊不知神不归合而精元无主，安能自守哉？心血既亏，相火必旺，所以中焦湿热，淫气不清，溢上则为痰涎，降下则为白浊。其原因湿热混浊，故土燥水浊，土坚水清。治法宜抑火养心、安脾滋肾，则水火相交，其流自清矣。沥精必分虚实，实者清心利水，虚者滋阴养血，不利水而自安。沥证甚则尿血，阴中痛不可忍，宜内以养阴，外以炒盐煎汤洗之，证自愈也。其原尿前行房过则涩，尿后行房过则遗，故有遗尿、沥精之患。盖肾气浊降，当以升提缩泉绝欲，方能拔去病根，否则终身滴沥。遗尿宜缩泉丸。沥精、白浊，水火分清饮、琥珀散。

遗久下陷，玉门不闭，不时漏精，黄芪、人参、甘草、白术、川芎、升麻、当归、远志、地骨皮、杜仲、破故、杞子、莲子，姜水煎服。

缩泉丸

益智仁盐炒　乌药各四两①

共末，山药六两，打糊丸，空心米饮下七十丸。如房劳伤，加补骨脂四两。

水火分清饮

茯苓　芡实　石莲　益智　萆薢　山药等分　甘草减半

尿色赤加麦冬、泽泻、黄芩，小便数加乌药、菖蒲。

琥珀散

琥珀三钱　滑石二两　甘草一钱半　海金沙五钱

为末，每服二钱，灯心汤下。

气血不足，因而遗沥，保元汤加芡实、山药、益智，小便不利加归身、牛膝。

凡梦遗起于包络血亏，君不主令，相火代之，湿热下流于小肠。宜清心养血，不可用寒药。宜归脾汤，元参、黄芪，加芡实、莲须、元眼肉②为丸。若有用寒凉药过多者，补中益气汤加附子。若用热药过多者，加茯神、远志、黄柏。

虚劳小便精出，口干心烦，枸杞子散、固精丸。虚劳

① 各四两：原作大字，据全文方剂格式改。
② 元眼肉：即龙眼肉。

白淫，小便不止，精气不固，安神丸。小腹急痛，便溺失精，出白液，大建中汤。赤白浊，苍术、白术、柴胡、升麻、陈皮、半夏、茯苓、甘草各一钱，一帖后，升麻减七分。男子白浊，女子白带，椒目、白芷各一钱，煎服。

枸杞子散

杞子　龙骨各一两　覆盆子　白芍各七钱半　麦冬一两半　北味七钱半

共末，每服二钱，或温酒，或米汤饮下。

固精丸　通治遗精、白浊。

鱼胞炒焦黄色　归身　沙蒺藜炒。各一两

蜜丸，白滚汤下。

安神丸

龙骨一两　诃子肉七枚　砂仁五钱

面糊丸，朱砂一两为衣，空心温酒下二三丸。大便闭，葱白汤下。

大建中汤

黄芪　远志　归身　泽泻各二两　白芍　人参　甘草　龙骨各一两

生姜煎服。

验案

一人腹中不和，知饱不知饿，胸膈饱闷，脾虚也。常发火喉痛，口唇生疮，牙根作胀，齿缝出血，火在上，上盛也。骨酸不能久立，鸡鸣精自遗，下虚也。上盛下虚，阴精上奉，其人寿。阳精下降，名曰下消。善治不如善养，用补中益气汤散上焦之火，六味汤以实下焦之肾，所以敛火归本也。

一人鼻左常患臭鸭子气，暂或遗精，肺脉微大，左关无力不清，右尺微细。此阳盛阴虚，肝不纳气故耳。用补中益气汤加辛夷、蔓荆、黄柏。

淋

淋闭，虚则补其母，清肺气而泻火。渴而大便闭，小便赤，热在上焦气分，宜利膀胱，清心莲子饮。不渴而闭，热在下焦血分，宜滋阴，四物汤加黄柏、知母。无阳则阴无以生，无阴则阳无以化。血虚气滞，下焦热也，滋肾丸空心送下百丸，前阴必下异物为验。因房劳腰肾如坐水中，用补中益气加附子。久病不愈，益智、小茴、滑石煎服。

暑湿而作淋痛者，车前、滑石、木通、栀子各二钱，桂心三分，灯心煎服。

淋证因房劳过度，宜温肾，八珍汤加茯神、杜仲、杞子各一钱。如阴囊冰冷者，补中益气汤加附子。淋久则气下陷，囊冷则下焦虚寒，故温而升之也。

沙淋，小水不得出，用猪尿胞一枚，口头入小竹管，内将口气吹满，用绳扎紧尿胞，插在尿孔内，解去所扎绳，将所吹气挤送在内，其尿自出无滞。

石淋，用土牛膝一握，煎汤，入麝半分、乳香三分服。

凡淋痛者为实，不痛者为虚。实用升麻葛根汤加连翘、木通，虚用补中益气汤。

血淋，用车前叶煎汤。石淋，用琉璃[1]研末，酒下，有效。

验案

一人患淋而嗽。此脾气不舒，不能升阳，致浊火下行，而肺气不能受脾土之润，故又兼嗽也。用陈皮、白术、当归、白芍、茯苓、柴胡、升麻，则淋或反甚而后可止也。盖苓、术起脾，柴、升提清，清气初升，则浊阴愈降，故初必反甚，久则清尽升而浊尽消矣。

小便不通

小便以气化为主，盖膀胱为州都，津液气化所出也。如闭而渴，则热伤上焦气分。宜理肺气之化，生脉散加桔梗。闭而不渴，则热伤下焦血分，滋肾丸。中有湿热，亦不渴而闭，五苓散。

小便不利腹胀，火在下焦也。血化为水，必成中满，用细辛升少阴肾水，以降其火，然后佐以利下药，其胀自消。

---

① 琉璃：石类药，主治身热目赤。

验案

一人大哭之后，小便不利而小腹痛。此乃悲哀伤肺。肺乃津液之化原，膀胱乃津液之府，化原伤，膀胱津液亦枯，故民火[①]为患，小便不利而痛也。以甘寒保肺生津之药调之。

一人小便不通，渐成中满，腹坚大如石，腿胀出黄水，双睛突出，昼夜不睡，饮食不能进。盖无阳则阴不长，无阴则阳不化。用滋肾丸，少时前阴火烧，便如泉涌而肿消。

一人年老，因入房忍而不泄，小便不利，诸药不效。此肾虚气滞血凝也。用土牛膝捣汁，酒服二碗。小便出物长三寸、长六寸者二虫，遂愈。

一人小便不通，诸药不效。用吴萸、牛膝二味煎服，即通。

一人心思过度，房劳不节，小便涩痛，心脉浮散，左尺涩如刀刮。此心遗热于小肠，以致肾水枯涸，成阴虚火动也。用人参五钱，山药三两，茯苓、生地、枣仁各二两，元肉丸，空心白汤送下。

二便不通

北方黑色入通乎肾，开窍乎二阴，二阴大小便也，故

① 民火：指膀胱。《真仙秘传火候法》（佚名撰）有“膀胱为之民火”语。

肾司二便。二便不通，则肾水竭，水竭则火燥，老人便燥多由于此。

验案

一人厥阴肿痛，小腹作胀，医用承气下之，又用五苓利之，遂大小便不通。予诊之，病在厥阴，真寒证也。误用下利，阴盛隔阳，大便空者，小便利。用干姜、肉桂、枳壳各一钱，升、柴各五分，吴茰三分，煎服，大便行。又用升麻、甘草梢各三分，吴茰二分，干葛、赤芍、炮姜、肉桂、槟榔、木通各一钱，小便通而愈。

一人大便十日一解，小便短少，面上发癣。此阳气下陷，下焦化燥火也。用补中益气汤倍归身，加红花、丹皮、黑栀子，升阳润燥，清下焦之热而愈。张东扶曰：前后分通，亦是一法，世医杂施妄治，当以此为法。

卷之十

耳

耳病，少阳证也。足少阳支脉，从耳后入耳中。少阳为相火，宜清之。

验案

一人耳聋，服益气汤、十全汤，病愈后，喉中作痒有痰，一二月复耳鸣，诊之脉浮滑。此痰气留于脾胃也。无火不动痰，用补中益气汤加黄柏三分、菖蒲一分。

一人耳痒，胸膈饱闷。火郁于少阳胆也。用柴胡、半夏、黄芪、白芍各一钱，人参、甘草、紫苏、陈皮各五分，姜、枣煎服，以散火固表。

一人久劳，腰痛耳聋，心胸不开，尝有火发。六味汤加细辛二分、菖蒲三分，煎服。

目

目痛，血热有火，用当归、生地、柏子仁各四钱，蒺藜、甘菊各二钱，杞子五钱，黄柏五分，川连、黄芩各三分，生姜三片，灯心二十段，竹叶二十片，水三碗，煎一碗半服。

目胀高出寸许，出脓血，名曰目窗。因脾胃不能生金制木，肝邪上乘于目也。初起黄芪当归补血汤可治，若日久宜芪以保肺扶阳，茯苓去脾中湿热，木贼疏肝，归身养血，白术扶脾，陈皮醒脾，木香以通之，川芎以行之，桂制芍以敛之，可安也；后再以逍遥散调之。老人眼昏，因肝热叶薄①，胆汁减，宜资心火以补肝，用生姜、陈皮、细辛补之，芍药、大黄泻之。目疾因脾胃有痰饮，渍浸于肝，久则昏眩，神曲四两，朱砂一两，煅磁石二两，蜜丸，米饮下五十丸，日进三服。一方加夜明砂。

验案

一人丧子悲哀太过，两目肿痛，用独参汤而愈。盖悲哀则伤肺，金虚则木寡于畏，肝火上逆而目痛。人参补肺，肺旺则木沉火降也。

一人六月间劳役过度，患左眼痛，白珠红如血，皮肿厚难开，胬肉攀黑珠，足冷过膝，当面不见人，诸药不效。予诊之，心火乘脾也。用杞子、柏子仁各五钱，归身、生地各四钱，甘菊、蒺藜各二钱，黄连、黄芩、黄柏各二分，竹叶十片，姜三片，枣二枚，十帖愈。

鼻

鼻塞，用荜澄茄、薄荷、白芷三味，同煎服。

鼻中壅塞，涕出不已，气不通，用辛夷、细辛、藁

① 薄：原本作“箔”，据《灵枢·天年》“肝叶始薄”改。

本、川芎、升麻、木通、防风、苍耳、羌活、白芷、甘草、姜，水煎。

鼻流清涕，过夜结成长条似葱白。此脑寒胃热也。宜白芷、辛夷、荆芥、连翘之属。

鼻流浊涕，名曰鼻渊。胆移热于脑也。宜小柴胡汤，外用吹药。

牙

牙根烂，非胃火也。因肾水不足，太阳膀胱之火横行，而与心火合炽者，须泻心汤加减主之。

凡阴虚火动，升上齿痛者，四物汤合升麻葛根汤。

舌

舌出寸许，冰片点之即收。

大人、小儿舌下肿，重舌，痰涌难言。硼砂、朱砂、朴硝各五分，冰片一分，为末，蜜调敷立效。

牙根肿，口难开，用巴豆打油于草纸，将草纸捻条，点火吹熄，用烟熏鼻即开。开用朴硝一钱八分，蒲黄屑四分，僵蚕二分，牙皂一分，冰片一分，共末吹。

喉 口

吐血后气逆喉痛，茯苓补心汤主之。

喉中生蛾，痰涌喉痛，胆矾三分，硼砂二分，滚水调服，外用吹药。

人中白一钱　硼砂五分　胆矾三分　冰片一分

共末吹。

实热口内生疮，烦渴颊痛，藿香七钱，石膏、栀子、炙甘草各五钱，防风四钱，共末，每服三钱，水煎服。

大肠脉实口疮，生姜、陈皮、竹茹、黄芩、栀子、白术各五钱，桂心一钱，茯苓、芒硝、生地各二钱，枣二枚，水煎服。

舌口生疮，咽喉肿毒，用薄荷头末二两，川芎头末二钱，甘草头末二钱，砂仁头末一钱五分，蜜丸含化。

验案

一人喉痛、痔痛，六脉沉迟。此胃气不充，水不济火也。盖釜底之火不生，则脾不运，而水源不旺，不旺则寒，而虚火起矣，故有喉痛等证而脉迟也。必须温其釜底，则水暖而上升，津液得润而浮游之火自平，诸证可安也。故六味不如八味，再加起脾之药自愈。大凡补药，不论上中下证，必先以起脾为要。脾为后天生生之本，本立则诸病自退，况病在肾，不先于脾胃著意，纵有生水之功，而无防水之法，则效不捷矣。

妖　媚

天下之大，何物不有。有鸟兽草木之妖，有土石器皿之妖，有人妖，有鬼妖。妖不一种，总由人心所致。过则伤神，神伤则魂病。魂藏于肝，则肝脉现，初当弦[1]，后当散。弦则伤神，散则命亡。弦而未散之时，速用逍遥散加菖蒲、远志、枣仁服之，再用雄黄、辰砂、白芷为末，津调搽于七窍固身。房中多烧降香，诵读《易经》，再自正其心志，而邪可祛矣。

邪　犬

犬感阳毒之气而邪，人身心为阳，被伤则惊气入心，心逆传于肝，肝逆传于肾。肾与膀胱为表里，心与小肠为表里，膀胱接连小肠而属太阳，故膀胱为毒之道路。毒聚道路则成形，最恶之侯也。初伤时用蚯蚓泥、轻粉、甘草末调敷疮上，干则盐水润之，疮内生狗毛即愈。再掘地丈余，取地浆调甘草末多服。盖甘寒之味，可解阳邪之毒也。然必三年不闻金鼓之声，方能不发。

妇人杂证

经　水

经行腹痛，愈痛而经愈多，至于痛死者，系火之搏击。宜行血散火，令脾能统血。然不兼之以破，则火不散，血无由而止也。用黄芩、芍药所以敛血，用归身、川芎、白术、茯苓理脾益血，益母草破气中血，延胡索行血

① 弦：原作“弦”。避康熙帝爱新觉罗·玄烨之讳所致。

中气，香附开郁热，虚则加人参。盖理脾则血能统，散火则血可止。气滞加砂仁、木香，勿用生地、熟地。调理经水莫过八珍加益母、香附、延胡索。

种子，夫妇可服菟丝子一斤，酒煮烂捣成饼，晒干，冻米一升，炒熟共末，空心滚汤调服。

逍遥，治妇人潮热，惟经水适来则可，其余潮热，阳生阴长之法治之。

月经不通或不调，活经汤。当归、赤芍、槟榔、白芷、吴萸、小茴、牛膝、丹皮、红花各八分。如不效，加木香、木瓜、半夏、延胡索。

经水鲜红，筋急胸痛，脊骨强痛，宜柴胡调经汤。炙甘草、归身、葛根各三钱，独活、苍术各一钱，藁本、升麻、羌活各五分，柴胡七分，红花少许，空心服，取微汗。

断产永不生，山楂、芡实、莲须、熟地、茯苓等分，金樱子、莲子、杞子，米糊丸，空心盐汤下。又方，象牙屑三分，酒调常服，三年不生，一二日服一次，永远不生。

妇人血积、血块经闭，莪茂、三棱各一两，熟大黄一两，丸如绿豆大，每服一二十丸，白汤下。

验案

一妇下午寒热，气撑腹痛，恶心，盗汗，经不通行，医人作血枯治之。予诊之，乃立案曰：此非血枯也。若枯而至经不行，其人岂能久存耶？不过血滞耳。发寒热者，血滞不行，阴阳不和，窒塞于肌肤之间也。暮属阴，血亦属阴。下午热，阳气行至于阴分而热也。气撑腹痛，饮食不进者，脾无血养，不能为胃行其津液，而中焦之气塞也。恶心，胃不消食，而邪火上炽也。盗汗，阳气不固，当睡时而逸出也。盖气能行血，阳能生阴，此证因阳气不固以致血滞也。用四君子以治气，气裕而血自行，加首乌、乌药以治血，则血自旺，稍用陈皮醒脾而去滞，自安。

一妇生子五年，月水不来，寒热呕吐，筋骨疼痛，六脉弦，左关尺更甚。此系肝不藏血而火发中焦，肺被间隔，不得行下降之令，而肾气亦弱，不能制火也。盖肝不藏血，血积不行，皆因肾不升而肺不降耳。行气之中宜兼行血，肉桂行血之味断不可少。况此证系肾之脾胃虚，若非桂以温肾，肾之一阳何由而生？肾不升，肺何由而降？金水不能相通，则三焦之气不得上下，血终积①而诸病未能安也。

血　崩

凡血崩、血脱，宜益气。先以补中益气汤减当归，加炮姜，腰痛加杜仲、续断，后用十全大补汤，少加血药，微加陈皮开之。

---

① 血终积：大成本作“血瘀积”字，义胜。

凡血崩先多后少者血热，先少后多肾虚。盖肾主二便而司开阖也。病后见崩，不属于肾而属于脾，人参、黄芪各七分，甘草五分，白芍一钱，炮姜、五味各四分，熟地八分，煎服。

血崩二三七不愈，保元汤加阿胶、续断、杜仲、艾叶，煎服。

血崩，黄芪醋炙黑色，熬膏服有效。又香附二两、槐黄[①]四钱、莲子壳烧存性三钱，老米糊丸，米汤下。先用山药三钱，为末，酒下，服至五两后，始服丸，极效。

血崩昏，蚕砂一两，阿胶一两，伏龙肝五钱，共末，温酒下三钱，以醒为度。

血崩后，血积成瘕，威灵仙一两，南星、甘遂、白芥子各五钱，伏龙肝一两，麝香六厘，共末，丸重一钱，朱砂为衣，临时酒化服，三五次即愈。此病痛不可忍也。

验案

一女下血不止，此脾不能统血也。若专治脾，又难见效。盖血既下行，则下焦、小肠、膀胱皆不固，而心火为之不宁矣。心不宁则邪火溢于小肠，血不能升而下行矣。下行由膀胱之气不升，而浊气凝滞，故血行下焦也。宜归脾汤调之。

---

① 槐黄：即槐花。其花黄，故名。

带　下

白带属脾肺两虚，宜温肺养脾。治之不早，必变潮热等证，治之最难。宜保元汤温暖肺气，腹中痛加炮姜，胀痛加艾叶、阿胶。赤带，补中益气汤加赤芍、红花。赤白带，八味丸。

赤带赤葵花，白带白葵花[①]，为末酒服。

热入小肠则赤带，热入大肠则白带，皆肾脉虚也。宜用苦楝子、小茴、归身各五钱，酒糊丸，空心温酒下。

验案

一女人知饥饿，白带时多时少，神思昏倦，头晕。乃痰之为病也，宜大升大举之。白术生用二两，人参、甘草、川芎、砂仁、陈皮各五钱，半夏、白芍、茯苓、归身各一两，蜜丸。

前阴诸证附乳

夫妇交合，阴户痛甚，地榆煮酒服。

阴户生疮，诸药不效，名小肠风。用木通、防风、藁本、枳壳、贯众、白芷、甘松、荆芥、薄荷等分，水煎二碗，加朴硝三钱，洗之大效。如日久变菌，痒极欲自死，亦用此方洗之。若体弱人用此方洗，宜先服十全大补汤二三帖。

---

① 赤带……白葵花：蜀葵花，分赤、白两种，赤者治赤带，白者治白带。见《本草纲目·草部》。

阴户生菌，宜大补气血，人参、赤芍、白芷、归身、甘草减半，蜈蚣十条。连年作痛，痒不可忍，其病是虫，用鸡腿入阴户，或用猪肝煮熟纳入，亦用前方洗之。

女人乳肿痛，用鳖甲炙为末，酒下一钱五分，三服愈。

胎 前

孕妇胎前，但宜行气，条芩、白术、甘草、紫苏、砂仁。有痰嗳气加陈皮；血虚加归身；胁痛，腹中不和，肝火逆，加白芍或青皮；胎堕加川芎三分；恶心加白芷；腰痛加杜仲；见血加续断、艾叶一二片；虚加人参；腹痛去条芩，加吴萸；大便不利，重加紫苏；小便不利加泽泻；疟加柴胡；痢去白术，合黄芩芍药汤，加木香、川连；疟痢并作，去紫苏，加柴胡、木香、黄连；临月滑胎，八珍汤去地黄，加紫苏、条芩、砂仁；胎大加黄杨脑三两茎。盖破血破气，非所以用于滑胎也。

孕妇安胎，不可用四物汤，以四物治血之有余，不治血之不足也。孕妇恶心、呕吐者，苏梗、砂仁、白术加入黄芩芍药汤内。大小便不通，俱宜苏梗。至于外感伤寒、疟痢，宜照常医治。盖妇人重身，有故则无殒，毒药无碍也。大凡因胎而有病，安胎为主；因病而胎不安，宜治病为急。所以重身可用毒药也。若脉无力，胎前表证，亦宜用人参，以胎之所赖以安者，气也。

凡孕妇腹痛，烦躁有热，白术佐条芩。胸膈不宽加砂仁，以砂仁入脾安胃，其气清凉，最能安胎也。倘服砂仁而仍不宽，加紫苏，使宗气开发，胸中自宽也。

孕妇病急，不得已用消痰泄气，宜急不宜缓。急则易散，缓则多滞，滞则气病，反伤胎也。

胎前胸膈不宽，腹痛，不思饮食，白术、黄芩、甘草、紫苏、陈皮、砂仁，水煎服，二帖即愈。夹食去黄芩，胃脘痛去白术，加栀子。

胎前腰痛，杜仲、续断共末，鹿角胶丸，酒送下。

五种安胎，破故、续断、牛膝、川萆薢各一钱，木瓜、杜仲各二钱，蜜丸，酒下五六十丸。胎气不和，胸膈胀，紫苏汤送下砂仁末钱许。

胎前疟疾，柴胡、半夏、黄芩、甘草、白术、首乌、青皮。疟[①]加人参，吐加藿香。

胎前痢疾，黄芩、白芍、甘草、枳壳、茯苓。胸膈饱闷加紫苏、陈皮、砂仁，吐血加栀子，潮热去枳壳，痰多不必治痰，增白术，嗽加五味，口干加麦冬，不睡加枣仁，心烦加茯神、元眼肉，癫痫加远志、伏神、枣仁，吐泻四君子加姜汁、陈皮，头晕加四物汤。

初孕二月，胎气不和，肚腹膨胀，口吐清水，白术、黄芩、紫苏各一钱，香附、桂皮各二分，甘草、藿香各一分，姜水煎服，忌生冷。小便不利加赤芍、车前，呕甚加

① 疟：据文义，疑为“虚”。

炮姜，脑痛加川芎，潮热加柴胡、前胡。

五六月胎漏下血，小腹紧急，归身、白术、条芩各一钱，人参三分，藿香五分，熟地、柴胡、紫苏各八分，艾叶二十片，姜水煎，温服。

七八月肚腹刺痛，小便漏血，黄芩、白术、栀子、甘草、柴胡各八分，人参三分，灯心、姜水煎。

七八月乳肿痛，名哺内吹。

孕妇呕吐不食，诸药不愈，用乌药为君，沉香次之，人参、甘草又次之，研为细末，生姜切片约一分许，粘药入口咬烂，去姜渣，咽津液，及至丹田。过一时又如前法，三次即愈。

孕妇蛤蟆温起，连泻一二日，午前冷汗出，午后寒生则热，不时头晕，腹鸣无奈，此痰与火相攻也，用白术、黄芩、白芍、甘草、砂仁、泽泻。

孕妇手足肿，宜安胎调气，用归身、白术、木通、防风、苍术、赤苓、猪苓、桂皮、甘草各八分。

验案

一妇远行而归，胎上冲心而痛，坐卧不安，诸医作死胎，用蓖麻、麝香欲下其胎。予诊之，问医何证，曰："两尺脉绝，死胎也。"予曰："死胎有辨，如面赤舌青，子死母活；面青舌赤，吐沫者，母死子活；唇口俱青，母子俱死。今面不赤，舌不青，则胎不死，冲心而痛，乃子悬也。"用川芎、白芍、归身、紫苏、陈皮各一钱，人参、甘草各五分，生姜三片，葱白七寸，煎服，胎下而安。

难　产

难产宜静以待之，切忌动手。用当归、白芍、牛膝、人参、五味、黄芩、杏仁、贝母、知母、黄芪各八分，姜水煎服。若血水歇，儿得水必动，交骨不开，芎归汤加发一团，龟板一枚。

难产散：人参、炮姜、肉桂，水煎。胎逆下，用盐涂脚心，收生妇手略托，令产妇吸气一口而出。又方，用兔骨髓一个，麝香三分，母丁香一粒，乳香三分，共末丸，阴干，临产酒服一丸。又用鱼胶五钱炒成珠，穿山甲用背脊二钱，炒成珠，为末，滚酒下。产妇不可睡倒，用布挂起两胁即产。未产常宜运动，用伏龙肝一两，人参二钱五分，乳香、没药各五分，为末。十五岁起用一钱五分，酒调服；二十岁一钱六分，余一岁加四厘，加多不效。下死胎，伏龙肝一两，甘草汤调服。胞衣不下，醋调纳脐中，内服加味芎归汤。

胎死腹中，交骨不开，或五六日不下垂危者，用当归、川芎各一两，生男妇头发一握，烧存性，自死龟壳一个，共末。每一两，水煎良久服，不问生死胎，皆下。

验案

一妇胞衣不下，用人参汤送下砂仁末钱许，一日二三次，三四日胞衣烂出，其妇无恙。

产　后

产后宜大补，温暖为主，血脱益气，温暖则血行也。调补气血，理脾而血药次之。杂证多端，不必治也。小腹胀，用益母草、肉桂、木香、延胡索，行经作痛亦效。若服丹皮、红花等药而瘀血不下①者，只宜温中，中气足而血自下也。产后腹痛理中汤，恶寒加肉桂、炮姜。肉桂大热可用，大寒可用。寒热交作，气血两虚也，十全大补汤。虚弱，保元汤加炮姜、肉桂。

产后但见吐泻，俱属脾胃，一二月间有病，宜保元、四君加姜、桂。腹胀痛，血不行，加吴萸少许。有痰不必理痰，大补温暖则痰自化。

产后腿痛甚者，四物汤共一两，加羌活、肉桂二钱，煎服。

产后前阴脱，宜温中。人参、肉桂、延胡各一钱，炮姜、甘草各八分，血得暖则行。调理十全大补汤。若作泻后阴脱，保元汤加炮姜，切忌寒凉。

遗尿不禁，龙骨、文蛤各一两为末，人参汤服。阴户不闭，十全大补汤加五味敛之。子宫不收，补中益气汤加醋炒白芍、半夏升提之。

产后昏晕，不知人事，痰盛，川乌、归身、肉桂、人参煎服，血下自愈。调理十全大补汤。

---

① 下：原作“止”，据文义改。

妇人分娩，半产漏下，昏冒不醒，瞑目无所知觉。因血暴亡，心去血，神无所养。心与包络，君相火也，得血则安，亡血则危。火上炽令人昏冒，火胜其肺令人不醒，是阴血暴去，不能镇抚也。若用寒凉，是血虚泻气，阴亏泻阳，两伤之也。宜补血生血，心得血养，神不昏矣。红花三分，蔓荆、细辛各五分，生地、熟地各一钱，藁本、川芎各一钱五分，防风、羌活、甘草、当归各二钱，白芍三钱，共末，每服五钱，水煎服。

凡妇人乳不至，系胆虚不足。用通草二钱，穿山甲一钱，木馒头[①]一枚，三味共末，入猪蹄汤内煮烂吃。再不至加急性五钱，必效。

验案

一妇三朝即洗浴，六脉浮大数而左更甚。用补中益气汤加防风、羌活，未全愈，此里虚表实也。改用保元加归、芍、炮姜而愈。

一妇产后二日，血止腹痛，痛而欲按。用人参三钱，同肉桂、炮姜、吴萸煎服，瘀血自行而愈。

小儿杂证

发　热

大便闭，邪热入里者，胃有燥粪也。三焦暑热者，津

---

① 木馒头：薜荔果之别名，又名木莲、鬼馒头。功能补肾固精，通乳，活血消肿。

液干枯，大肠夹热也。宿食留滞者，腹胀痛闷，胸痞欲吐也。热气燔灼者，内受风热，涸燥闭塞也。宜胶蜜汤。

胶蜜汤

葱白三茎　阿胶　生蜜

煎热去葱，食前服。

潮热因暑热，用柴胡炒黑、甘草、滑石、灯心、薄荷，水煎服。

小儿身热作泻，用四君子加白芷、黄芪服，或加炒松花三分，五味七粒。伤食用草果煨熟去壳，再研炒焦为末，每用半匙，入口以呷之，白汤亦可。

伤寒时气，热极发黄，昏乱难言，不省人事，宜紫金锭子。

紫金锭方

五倍子　雄黄　山慈菇净肉，各二两　山豆根一两

共末，秔米糊和成，石臼内杵千下，每服一钱，薄荷汤下。

吐　泻

吐乳，用紫苏、甘草、滑石等分，水煎服。

夏月泄泻，甘草、滑石、白术，水煎服，入砂糖一匙。

吐泻脾土虚弱者，参苓白术散。有积加使君子，腹不和加木香。看病表里，加引服之。

小儿作泻，日久必致发惊。盖久泻脾土虚，不能生金，金衰则木旺，肝气逆而不下，惊之所由发也。

久泻用豆蔻一枚，切开，入麝香五厘在内合定，面裹煨熟为末服。

又方，白芷、炮姜为末，蜜丸纳脐中，油纸盖，热鞋底熨却止。又用柿饼熟吃立止。

又方，五倍子为末，醋调纳脐。

又方，生姜四两，香油四两，炼丹二两，熬膏，贴脐。皆效。

小儿过食水果面食，腹胀身瘦，善食，遍身水肿，泄泻脓血，用锅焦二分、马豆一分，为末，久服全愈。

小儿作泻，服利药太过，致浑身热甚，喜卧冷地，盖因利肾虚而肝火起，胃中燥也。用松花炒黑一钱以安肾，肾水足而火不起；红曲炒一钱，安胃消食，则生发之气旺而病愈矣。

疟痢

小儿疟疾半月不止，用四君子加柴胡、青皮。

疟痢久则脾虚不禁，用酒煮白术，焙干为末，神曲丸元眼大，朱砂为衣，米饮化下。无汗用臭草根捣擦，取微汗而愈。有一月不愈者，乃血热也，用何首乌五钱，青皮二钱，空心服。

痢久不止，炮姜、红曲二味，煎服即止。红曲微炒温中，炮姜炒黑凉肾也。

惊疳

小儿不时发惊，乃肺虚不能平肝木也，用五味、肉桂、人参平之。

急惊用铁衣针砂，非但化涎镇心，且可抑推肝邪。惊而吐泻，丁香五分，白术一钱，肉果七分，共末，姜汤下。急惊脉刚急，金枣丸、琥珀丸皆可服。

金枣丸

天麻三钱，米炒　枳壳酒炒　牛黄各一钱　劈砂　块雄黄　槐角各二钱　麝香七分　胆星三钱　半夏姜制，三钱　皂角酒炒，一分

用枣肉二两，巴豆六粒，同火煨，煨熟，去巴豆。用枣捣丸如黄豆大，朱砂为衣。随证用汤，化下一丸。

琥珀丸

天竺黄　僵蚕　雄黄　钩藤　天麻　柏子仁　益智各五钱　珍珠　琥珀　胆星姜汁炒　牛黄各一钱　麝香五分　全蝎去头足，二十个　竹节白附子大者三钱　冰片三分　蜈蚣一条　犍①猪爪四枚

共蜜丸，金箔十张为衣。随证用汤，化下一丸。

慢惊一证，小儿最剧之候也。盖因三脏受病，先后天皆伤也。肾藏精，主恐，肝主气主动主升，心主脉主惊。惊者，心气动而肝随以升，肾气为肝气吊动，而精气亦随之而并于上，则肾精不藏矣。精不藏则下虚，肝气升则上实，故惊证肾无不虚，而肝无不实也。痰者，精气之变

① 犍（jiān 肩）：指阉割过的。

也。精并于上而为痰，得肝火扶之，内而心胸上下，外而经络手足，无非痰气矣。盖肝主气，心主脉，肾主痰，心、肝、肾三经之证，而心、肝、肾三经之经络皆痰之道路也。然犹易治也，只须用姜、桂敛而下之，兼用通经清水之剂即安矣。所以易治者，脾气尚能运动而药力可行，升降之机犹在我也。若一传于脾则难矣。脾气滞于痰则胃不运，胃不运则后天之气病，而先天之虚处更无所生，则肾精益枯，肾枯则肝火益起，火益起则痰益盛，痰盛则四肢九窍百骸，无非痰气闭塞而生机息矣。不死何待？所可恨者，人但见痰害之甚，而一以消痰为事。消痰固好，奈不消其本而消其末，是犹抱薪救火也。以消痰之剂，皆伤脾胃、伐肾耗元之味耳。故遇急惊，其证实，其来路浅，治痰而痰易退，虽不合法，然犹似逐一无能小贼，尚易除也。至于慢惊，则根深势猛，倘不从其来处着力，而亦以逐小贼之法治之，是使激其怒而行性也，岂可救治哉？用药皆宜通行下降、温中纳气为主，炮姜、肉桂、苏梗、广皮、远志、茯神、铁衣、甘草、五味、人参之类，皆可用也。舍此而消痰，我不知其可也。

金箔镇心丸治慢惊、惊痫

人参　茯神　紫河车　琥珀各一钱　甘草五分　朱砂　珍珠各一钱

蜜丸，金箔为衣。

疳疾初起，乃是食郁则为火，甘草、薄荷煎汤送下四圣丸。久则脾虚，如大人之怯证，宜参苓白术散。

小儿吃土米、瓦灰等物，有疳虫也。用诃子肉、白术各一两，使君子肉、甘草各五钱，麦芽八两，同所好之物为细末，白糖调服。

疳疮　湿疮

黄柏　黄连各五钱　黄丹一两，水飞　轻粉一钱

洗疮后，以药敷之。

湿　癣

蛇床子为末，韭根煎洗，腊猪油调敷。

东丹　绿豆粉　白矾各一钱

调敷。

痘　疹

盖痘本先天之气，感父母受胎时火毒而藏于左肾者也。轻则其发缓，其流远，故心、脾、肺为易治；重则其发骤，骤则其流近，故发肝肾者难疗。初发宜温，所以象春夏，遂其生生之意；后宜清凉，象秋冬之气，所以符其收藏之义也。此其大略。其间有时令、禀气、轻重、水火、寒温、阴阳之不同，宜温矣而反凉之，宜凉也反当温之。其人禀赋本强，清之可发；本弱者，扶之可兴。时炎也，非清不流；时寒也，非温不行。火盛凉之，水盛温之。发于阳者，清以和之；发于阴者，温以畅之。最忌者，知发而不知收。盖发之易而收之难，收而不收者，发

而过伤者也。最喜者，扶而不重，顾其归路，保其真元也。故非大风大寒固结其腠理者，毒不轻服也；非大虚大弱者，补不重剂也。治在温凉寒热之间，调其出入，无过不及，则得过半矣。初热疑似之间，而辨法有四：一看脉，二看耳，三视目，四辨指。总以时气决之，遇火多疹，遇木多痘。一看脉者，盖痘出于左肾，疹出于右肾，如左肾尺部脉气动疾，正逢痘发之候，则二三月前可知矣。变动而甚则近，微则尚远。总之与伤寒一样，但伤寒起于膀胱腑而表，痘起于肾而里，伤寒与痘俱先看尺，但有表里脏腑之别耳，未有此脉不变动以行其兆者。此看脉也。二看耳者，肾通窍于耳，其初发必先动于少阳胆经，木主动，胆与肝为表里，肝主筋，故耳边必有青筋见于耳轮及廓者，盛则启发近，微而浅则远，倘微而发近，则痘必轻。此看耳也。三视目。目者，五脏精华外见之所也。瞳子属肾，肾气欲发，必有浮光见于目。肾主水，目中有水气，是肾气动而欲痘也。其远近轻重，亦以色之浅深验之。此视目之法也。四辨指者，三焦亦少阳也，三焦之脉，贯五脏六腑之经，三焦少阳属手，其气动必见于五指寒者，水之气也。故发热而五指独寒者，乃肾气见于三焦而痘之候也。此四者再以时令合之，无不验矣。痘证养阳救阴，盖二阳之病发心脾也。六日之前，清凉解毒；六日之后，当作虚证治之。五日之前，消毒解咽喉；五日之后，宜补。

人之一身以胃气为主，胃气即天气，天气升则地气方化，而后万物生长。痘初出于阳而后传于阴，左肾足，胃亦足，木行旺地，是真阴也。气血冲和，邪从何来？黑陷乃胃欠真气，邪化于火，心以血养，血被火涸，心神失守，故病归肾。邪深因虚而起，有余易治，不足难扶，肾防受邪，初出宜滋阴解毒，不使火土干涸，一出暗昧，神昏气促，带白腰痛，非肾而何？何从救解？若解而不散，阳陷于阴分，血之阳无上升耳。宜养阳为主，不可再攻，攻则正空而邪反实，损伤胃气，不救一也。

二阳之病发于心脾，痘以二阳为主，已出未出，自汗吐下，虽急不可过用寒凉，过寒则真气受伤矣。肝肾有益，脾胃受害，再勿汗、吐、下焉。盖肝气即胃气，喜湿热以养。升麻麻疹不宜用，防咽喉痛也，痘证恐灌脓之时泄而倒塌，故用之也。小便赤而渴者，升麻葛根汤加木瓜、连翘之类。泻而小便清，食伤腹痛不渴，五苓、神曲、木香之类。或吐下无汗，不可妄投发表，待神至自和。已出者宜养芽，不使枯槁，宜保元汤加芎、归。一半未出者加前胡、桔梗、羌活之类。火盛仍热，去保元，用消毒饮退火。如吐泻，先已伤脾矣，过用寒凉，再伤脾胃，不救二也。

出一二日，大便闭结，是血枯肾无以济也。又恐灌浆时喉痛而泄，痘不起发，宜早行清凉，重用芎、归并消毒饮。痰涎壅甚，狂言加石膏，便闭燥热用大黄。若早用补法，必成内攻，不救三也。

或外有斑疹，是表实而风热郁于血分也。宜苏葛汤，重用前胡、桔梗、羌活、防风、连翘、荆芥、蝉蜕、红花、牛蒡子，邪从表散。若尽用寒凉，血凝气滞，阴无阳生而变黑，不救四也。

三五日，其痘红紫，四物汤并解毒。疏痘全在前胡，热盛必用沙参。如尽用寒凉，反逼邪传内，不救五也。

四五日，赖胃助生发之气，非善食即无滋润也。如无他证，用保元、芎、归。仍热盛，用消毒饮加[1]前胡、沙参，小便不和加木通。未曾服药，宜用疏解，方可用补，补亦不宜过。如过用寒凉，陷胃无生发之气，至八九日灰白痒塌，喉痛呕恶，非胃病而何，不救六也。

六七日，阴中之阴尽付于外，而内则空虚，如锅中甑内之气，妙不可言，阳长一分，阴长一分，用芍药使血归护，保元加芎、归、肉桂，再用白芷、木香行滞。不可太用热药，恐涸而火起，至不救七也。

八九日，气血尽归于外，则内虚无疑。如脓黄蜡色，不须治之。若疮嫩淡白，保元、白芷养阴。丹靥后干燥，发热渴盛，宜救津液，恐津涸阴绝，不救八也。

九十日，上体真结痂，下体不至则泻，不必忧之，阳复内回，气血下达，不比六七日起灌之时可惧也，保元、

① 加：原作"如"，据大成本改。

四君子之类。反用寒凉止塞，致不思饮食，不救九也。

十二三日，邪已结完，宜气平回阳。面上真痂，下多水泡，四君、山楂利之。面上湿疤，遍体发毒，保元合四物加银花、连翘之属。或血泡，或旧疮成坑不收，更加发热，胃无生生之气，阳亢阴绝，不救十也。

凡小儿痘证发热，苏葛散一剂，令其表和。见点，消毒饮，血药随证加减。

凡痘初热之时，即宜葛根汤。盖痘发于阴分，从阳引阴，此为至当也。

痘因表药太过，遂至不发，用理中汤一吐，其痘尽出。凡痘唇口破裂，口干不渴，的系血燥，用芎归汤加连翘，或四物加莲子之类。大便闭，只养血为主。

痘起灌脓，饮食不进者，紫苏汤磨山豆根，服之即开。外痂薄宜滋润之。泄泻、寒战、咬牙、腹痛，宜异功散。

麻初出于阴而传于阳，人之一身，惟火甚速。肺金居上，畏火者也；脾土居中，畏木者也。火炎上则肺有亏矣。火宜发之，疏通血脉，滋润皮毛而肺无伤，则左肾足，木得其润泽，肝血润则脾血藏，脾阴又何伤乎？脾通血脉，胃主四肢，胃气上升，肺津乃降，滋生元气，万物生长，心之神化，脾得其真火，化从何起？盖火是邪，邪从虚起，有余易去，不足难扶。未出之先，肺先受邪，当发其表，邪从汗散。假如求汗不至，或汗多，疹或隐或见凶，皆是元气不足，脾虚不统故也。当补脾阴之不足，血药之中少加参、桂，亦无害也。庸医未见其理，谓麻宜清凉，痘宜温补。痘有先清后补之别，则麻无有温之之意。求汗不至，不可再攻，攻则化而为火。肺热无救，一也。未出或已出，自汗吐下，真气已伤，脾肺先受害也。麻以二脏为主，切宜斟酌，再无汗吐下也。胃喜湿热而上升，清气下陷，小便赤而渴者，葛根、前胡、桔梗、甘草、牛蒡、连翘、木通之类。或饮食所伤，腹痛泄泻，小便清而不渴，属寒，五苓加神曲、山楂、砂仁之类。或吐下无汗，不可再攻，宜缓候，待养得神至自和，不可不察。元气虚弱，照依常例行之，医死而不悔者多矣。自经汗吐下者十余日不退，久病无阳，宜阳生阴长，四物加参可也。热甚加沙参，不可过用寒凉，过用则脾气绝，二也。出作二次而不齐者，已出者宜养芽，不使枯槁，用芎、归、赤芍、木通。未出者宜表，苏葛加前胡、桔梗、牛蒡，喉痛加元参。或血经妄行，宜犀角地黄汤，或升麻葛根汤加沉香、栀子、连翘之属。切莫忘阴而攻表，以成阴血动，三也。麻不宜发绽，绽者凶；亦不宜隐，隐而不现无神者毙。出未至足，便作出尽，不行消毒，纯用寒凉，使阴血凝滞而阴不发越，热传于血室，或吐或下，或热郁于内，变成痟劳，或一月、二月而安，或传而至死，四也。已出三四日而不没者，内有热也，四物加芩、连、栀子、木通。七八日后有热，内虚而邪盛不散，当扶正以却邪，宜养阴以滋脾肺，使无克胜，黄芩、白芍、灯心、人参、沙参、天冬、麦冬、当归、山药、莲子，烦加竹叶、枣仁，看轻重加减治之。不养阴而误滋阴，五也。痰涎涌甚，谵语发渴，属里，宜救阴，宜白虎汤。若用消毒饮疏散正气，肺绝而亡，六也。大便闭，经血燥，宜用芎归汤加红花、麻仁，因血虚不能养肝，胃气不能上升故也。而反用柴胡泻肝血致肾绝，七也。出一二日，满口细疮，全无空地，火郁宜发之，消毒散加甘草、桔梗、牛蒡、木通、连翘。如反纯用寒凉，逼毒内攻，八也。靥后口内黑点疮者凶，恐胃烂不治，或一月、半月余热不退，发渴属虚，宜生脉散兼四物汤，调养气血，不致干涸。但久病无阳，莫依常例治之，致脾虚不食，或四五六日口舌硬疮，变成痞疾，或致胃烂，宜消毒，甘桔加元参、沙参、炮姜。如反用白虎，损伤胃气，九也。麻后痢，只因脾虚不醒，宜用芎、归。白痢煨生姜，赤痢香连丸，切莫大下。泻痢不愈，宜大补气血。若大下则泄尽元气，黄胀而死，十也。

发表一节，冬用麻黄、羌活、白芷，并消毒饮。春夏用苏葛汤加连翘、甘草、桔梗，喉痛加牛蒡。四季前胡、贝母不可缺。升麻恐升其毒凑咽，不可轻用。若患泄泻则气下陷，宜用之。呕用陈皮、贝母、姜汁、竹茹。前后咳嗽，乃风寒所感，宜表中劫邪。过于清者绝胃家生发之气，过于补者动胃火，二者皆非疹之正治。惟补阳中之阴，随证施治，莫偏于寒，莫偏于热，则元气足，易起易发。若元气衰则毒郁于表，表热而火土涸，真阴绝而不救矣。

外科杂证[1]

凡毒，皆血气不足而成。气血凝滞，毒之所由发也。在初解散，三五日后调补气血。若寒凉太过，则胃气受伤，不可救也。

脉洪滑粗散者难愈，微涩迟缓者易痊。

治无名肿毒方

人参五钱　黄芪一两　肉桂三钱　大黄五钱　麻黄二钱

水煎服。

面为诸阳之会，邪所不容。面上生疮，是邪阳胜，正阳虚也。

治发背、诸般肿毒效方

大黄三两　贝母　连翘　白芷各一两

为末，每服三钱，陈酒送下，以醉为度。

杨梅疮，宜十全大补汤，每味各一钱，加土茯苓四钱、金银花二钱，多服。

痔疮，用兔屎、乳香共末，酒服，日三次即愈。又用水杨梅不拘多少，煎水洗三五次，立去。

痘痈，芝麻炒烟尽，带白色，捣成膏，敷即消。

① 杂证：原无，据目录补。

凡口内、大小便出血者，不治。

验案

一人背疮不收口，用鲜黑鱼皮盖之，日三四易，即收口。

一人痔疮，失血过多，面黄。此脾气下陷，宜升阳为主。补中益气加五味三分，细辛一分。

一人遍体风癣，寒热往来。用归身三钱，赤芍三钱五分，甘草、白芷、苡仁、神曲各一钱，服三十帖愈。

校注后记

一、作者及成书

周之干，字慎斋，明代著名医家。生于明正德年间，享年七十九岁。因中年病疾，寻医无效，即潜心专研岐黄之术。初从查了吾游，又尝就正于薛立斋之门。慎斋之学，脱胎于查、薛，而受薛氏的影响较大。其在当时医名甚著。《本草述钩元·武进阳湖合志》云："自明以来，江南言医者，类宗周慎斋。"慎斋一生因忙于诊疗，无暇著书，现存《慎斋遗书》《周慎斋医旨》及《医家秘奥》均是其口述后，由门人整理而成。其高徒胡慎柔在《慎柔五书》中言到："慎斋先生名满海内，从游弟子日众，师随侍，每得其口授语，辄笔之。先生初无著述，今有语录数种行世，多师所诠次也。"勾吴逋人为《慎斋遗书》所作之序中称："明季东周之干慎斋氏，生乎两千年后，而独得仲景之精髓，直架李刘朱张而上，有非季世俗医所能仿佛二三也。"可见周慎斋医名之著，对后世医家影响之深。

《慎斋遗书》系周慎斋晚年总结平生医疗经验而成，大多出于门人纪录，未经校正，多有隐晦重复之弊。后经勾吴逋人（名球）将此书删润，厘定为十卷。勾吴逋人名球者，即清代医家姚球（约1662—1735），字颐真，号勾吴逋人，堂号"学易草庐"。梁溪（今江苏无锡）人。今人多误认为明代医家吴球（字茭山），这是一个医史的错误。吴球是明代嘉靖、万历间括苍（今浙江丽水）人，其不可能在序中言“明季”“季世俗医”之类的话语。再者，勾吴是地名，即古吴之地，而吴球是浙江丽水人，属于古越地，其不可能有此名号。在曹禾的《医学读书志》中，明确指出姚球的堂号即是“学易草庐”。姚氏为无锡人，正是古吴所在地；姚氏又未入仕，故其号“勾吴逋人”。姚氏父子溺死之年是雍正乙卯年（1735）五月，而乾隆间撰成的《无锡县志》距姚氏死年不过十几年，故乾隆十六年（1751）《无锡县志》所载姚氏“好学《易》，著《本草解要》，医家尤重之”，应该是可信的。故整理《慎斋遗书》的应是姚球，其时在康熙四十四年乙酉（1705）。另撰有《金匮玉函经解》《本草经解要》《景岳全书发挥》等。清代王琦晚年得其书，即据之为底本，与张东扶、钱登谷诸藏本互校后付梓。近代曹炳章重为校定石印后，编入《中国医学大成》中。

二、版本介绍

据《中国中医古籍总目》记载，《慎斋遗书》现存最早版本为清乾隆四十一年丙申（1776）刻本，但世人见此本者甚少，目前全国仅馆藏于四川省图书馆和吉林大学白求恩医学部图书馆，后者由于图书馆内部原因，暂时不对外开放，不能一睹书的原貌，实为遗憾。另有清道光二十九年己酉（1849）刻本、清光绪十一年乙酉（1885）刻本、清刻本、清津门王治平抄本（三卷）、1919年绍兴育新书局石印本、抄本及《中国医学大成》本等多种版本。整理者在实际调查过程中发现，清乾隆四十一年丙申（1776）刻本和道光二十九年己酉（1849）刻本均为目耕堂藏板，比较发现，后者除了序文落款中无“时乾隆丙申夏月”，每卷前著者未标明朝代外，其余内容均完全一致，且后者内封有“道光己酉重刊”字样。其余版本如《总目》载的清光绪十一年乙酉（1885）刻本、清刻本、抄本等原书中均未载明具体刊印时间，但从内容体例上看，均与目耕堂藏板一致。故此次整理以清乾隆四十一年（1776）目耕堂刻本为底本，曹炳章《中国医学大成》本为校本。

总书目

伤寒论类方
伤寒论特解
伤寒论集注（徐赤）
伤寒论集注（熊寿试）
伤寒微旨论
伤寒溯源集
订正医圣全集
伤寒启蒙集稿
伤寒尚论辨似
伤寒兼证析义
张卿子伤寒论
金匮要略正义
金匮要略直解
高注金匮要略
伤寒论大方图解
伤寒论辨证广注
伤寒活人指掌图
张仲景金匮要略
伤寒六书纂要辨疑
伤寒六经辨证治法
伤寒类书活人总括
张仲景伤寒原文点精
伤寒活人指掌补注辨疑

诊　　法

脉微
玉函经
外诊法
舌鉴辨正
医学辑要
脉义简摩
脉诀汇辨
脉学辑要
脉经直指
脉理正义
脉理存真
脉理宗经
脉镜须知
察病指南
崔真人脉诀
四诊脉鉴大全
删注脉诀规正
图注脉诀辨真
脉诀刊误集解
重订诊家直诀
人元脉影归指图说
脉诀指掌病式图说
脉学注释汇参证治

针灸推拿

针灸节要
针灸全生
针灸逢源
备急灸法
神灸经纶
传悟灵济录
小儿推拿广意
小儿推拿秘诀
太乙神针心法
杨敬斋针灸全书

本　　草

药征
药鉴
药镜
本草汇
本草便
法古录
食品集
上医本草
山居本草
长沙药解
本经经释
本经疏证
本草分经
本草正义
本草汇笺
本草汇纂
本草发明
本草发挥
本草约言
本草求原
本草明览
本草详节
本草洞诠
本草真诠
本草通玄
本草集要
本草辑要
本草纂要
识病捷法
药性提要
药征续编
药性纂要
药品化义
药理近考
食物本草
食鉴本草
炮炙全书
分类草药性
本经序疏要
本经续疏证
本草经解要
青囊药性赋
分部本草妙用
本草二十四品
本草经疏辑要
本草乘雅半偈
生草药性备要
芷园臆草题药
类经证治本草
神农本草经赞
神农本经会通
神农本经校注
药性分类主治
艺林汇考饮食篇
本草纲目易知录
汤液本草经雅正
新刊药性要略大全

淑景堂改订注释寒热温平药性赋

方书

医便

卫生编

袖珍方

仁术便览

古方汇精

圣济总录

众妙仙方

李氏医鉴

医方丛话

医方约说

医方便览

乾坤生意

悬袖便方

救急易方

程氏释方

集古良方

摄生总论

摄生秘剖

辨症良方

活人心法（朱权）

卫生家宝方

见心斋药录

寿世简便集

医方大成论

医方考绳愆

鸡峰普济方

饲鹤亭集方

临症经验方

思济堂方书

济世碎金方

揣摩有得集

亟斋急应奇方

乾坤生意秘韫

简易普济良方

内外验方秘传

名方类证医书大全

新编南北经验医方大成

临证综合

医级

医悟

丹台玉案

玉机辨症

古今医诗

本草权度

弄丸心法

医林绳墨

医学碎金

医学粹精

医宗备要

医宗宝镜

医宗撮精

医经小学

医垒元戎

证治要义

松厓医径

扁鹊心书

素仙简要
慎斋遗书
折肱漫录
济众新编
丹溪心法附余
方氏脉症正宗
世医通变要法
医林绳墨大全
医林纂要探源
普济内外全书
医方一盘珠全集
医林口谱六治秘书

温　　病

伤暑论
温证指归
瘟疫发源
医寄伏阴论
温热论笺正
温热病指南集
寒瘟条辨摘要

内　　科

医镜
内科摘录
证因通考
解围元薮
燥气总论
医法征验录
医略十三篇
琅嬛青囊要
医林类证集要
林氏活人录汇编
罗太无口授三法
芷园素社痎疟论疏

女　　科

广生编
仁寿镜
树蕙编
女科指掌
女科撮要
广嗣全诀
广嗣要语
广嗣须知
孕育玄机
妇科玉尺
妇科百辨
妇科良方
妇科备考
妇科宝案
妇科指归
求嗣指源
坤元是保
坤中之要
祈嗣真诠
种子心法
济阴近编
济阴宝筏
秘传女科

秘珍济阴

黄氏女科

女科万金方

彤园妇人科

女科百效全书

叶氏女科证治

妇科秘兰全书

宋氏女科撮要

茅氏女科秘方

节斋公胎产医案

秘传内府经验女科

儿　科

婴儿论

幼科折衷

幼科指归

全幼心鉴

保婴全方

保婴撮要

活幼口议

活幼心书

小儿病源方论

幼科医学指南

痘疹活幼心法

新刻幼科百效全书

补要袖珍小儿方论

儿科推拿摘要辨症指南

外　科

大河外科

外科真诠

枕藏外科

外科明隐集

外科集验方

外证医案汇编

外科百效全书

外科活人定本

外科秘授著要

疮疡经验全书

外科心法真验指掌

片石居疡科治法辑要

伤　科

正骨范

接骨全书

跌打大全

全身骨图考正

伤科方书六种

眼　科

目经大成

目科捷径

眼科启明

眼科要旨

眼科阐微

眼科集成

眼科纂要

银海指南

明目神验方

银海精微补

医理折衷目科
证治准绳眼科
鸿飞集论眼科
眼科开光易简秘本
眼科正宗原机启微

咽喉口齿

咽喉论
咽喉秘集
喉科心法
喉科杓指
喉科枕秘
喉科秘钥
咽喉经验秘传

养　　生

易筋经
山居四要
寿世新编
厚生训纂
修龄要指
香奁润色
养生四要
养生类纂
神仙服饵
尊生要旨
黄庭内景五脏六腑补泻图

医案医话医论

纪恩录
胃气论
北行日记
李翁医记
两都医案
医案梦记
医源经旨
沈氏医案
易氏医按
高氏医案
温氏医案
鲁峰医案
赖氏脉案
瞻山医案
旧德堂医案
医论三十篇
医学穷源集
吴门治验录
沈芊绿医案
诊余举隅录
得心集医案
程原仲医案
心太平轩医案
东皋草堂医案
冰壑老人医案
芷园臆草存案
陆氏三世医验
罗谦甫治验案
临证医案笔记
丁授堂先生医案
张梦庐先生医案